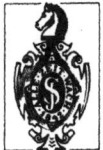

Ellen Gibbels

Hitlers Parkinson-Krankheit

Zur Frage
eines hirnorganischen
Psychosyndroms

Springer-Verlag
Berlin Heidelberg New York
London Paris Tokyo
Hong Kong Barcelona

Universitätsprofessor Dr. med. Ellen Gibbels
Klinik und Poliklinik für Neurologie und Psychiatrie
der Universität zu Köln
Joseph-Stelzmann-Straße 9
D-5000 Köln 41

ISBN-13:978-3-540-52399-4   e-ISBN-13:978-3-642-75579-8
DOI: 10.1007/978-3-642-75579-8

CIP-Titelaufnahme der Deutschen Bibliothek
Gibbels, Ellen: Hitlers Parkinson-Krankheit
Zur Frage eines hirnorganischen Psychosyndroms / Ellen Gibbels.
– Berlin; Heidelberg; New York;
London; Paris; Tokyo; Hong Kong; Barcelona: Springer, 1990
  ISBN-13:978-3-540-52399-4

Dieses Werk ist urheberrechtlich geschützt. Die dadurch begründeten Rechte, insbesondere die der Übersetzung, des Nachdrucks, des Vortrags, der Entnahme von Abbildungen und Tabellen, der Funksendung, der Mikroverfilmung oder der Vervielfältigung auf anderen Wegen und der Speicherung in Datenverarbeitungsanlagen, bleiben, auch bei nur auszugsweiser Verwertung, vorbehalten. Eine Vervielfältigung dieses Werkes oder von Teilen dieses Werkes ist auch im Einzelfall nur in den Grenzen der gesetzlichen Bestimmungen des Urheberrechtsgesetzes der Bundesrepublik Deutschland vom 9. September 1965 in der jeweils gültigen Fassung zulässig. Sie ist grundsätzlich vergütungspflichtig. Zuwiderhandlungen unterliegen den Strafbestimmungen des Urheberrechtsgesetzes.

© Springer-Verlag Berlin Heidelberg 1990

Datenkonvertierung: ScienceService mbH, Leverkusen

2125/3130-543210 – Gedruckt auf säurefreiem Papier

Vorwort

Bei jahrelanger Beschäftigung mit der neueren Geschichte gerieten mir die widersprüchlichen und oft dilettantisch begründeten Meinungen über Hitlers körperlichen und geistigen Gesundheits- oder besser Krankheitszustand während seiner letzten Lebensjahre zunehmend zum Ärgernis. Dies legte den Gedanken nahe, einmal vorurteilslos mit dem Rüstzeug neurologisch-psychiatrischer Sachkenntnis ein umschriebenes Problem anzugehen: Hat bei Hitler eine Nervenkrankheit vorgelegen, und wenn ja, wie hat sie seine Hirnfunktionen beeinträchtigt? Bestärkt wurde ich in diesem Vorhaben dann durch eine Textpassage des Göttinger Historikers Professor Percy Ernst Schramm. In der von ihm 1963 neu herausgegebenen Auflage von "Hitlers Tischgesprächen im Führerhauptquartier 1941-1942" nach Henry Picker schildert Schramm einleitend die diagnostische Unsicherheit der Ärzte, die Hitler während der letzten Lebensjahre betreut haben (Picker 1963, S. 109 f). Hat Hitler an einer Parkinsonschen Erkrankung gelitten, oder handelte es sich bei seinen Bewegungsstörungen um eine psychogene Symptomatik? Die Ärzte sahen sich – aufgrund ihrer Vorbildung – nicht in der Lage, dies zu entscheiden. *"Ist es möglich"*, so fragt Schramm, *"hier nachträglich noch Klarheit zu schaffen? Es müßte alles versucht werden, dieses große Fragezeichen in Hitlers Biographie auszumerzen. Denn eine Folge der Parkinsonschen Erkrankung sind Verkrampfungen im Gehirn, die dessen Tätigkeit negativ beeinflussen."* Nun führt die Parkinsonsche Erkrankung zwar nicht zu "Verkrampfungen im Gehirn", ist aber als organische Hirnkrankheit, die mit einem Untergang bestimmter Nervenzellverbände einhergeht, durchaus in der Lage, die Hirntätigkeit – wie Schramm richtig bemerkt – "negativ zu beeinflussen".

Da seit der Veröffentlichung des zitierten Textes mehr als 20 Jahre vergangen waren, fragte ich Professor Andreas Hillgruber, den kürzlich viel zu früh verstorbenen Professor für Neuere und Mittlere Geschichte an unserer Universität, ob eine solche Studie auch aus der heutigen Sicht des Historikers noch der Mühe wert sei. Seine uneingeschränkte Bejahung ermutigte mich dann zu den umfangreichen Vorarbeiten einschließlich einer Analyse von 83 Folgen der "Deutschen Wochenschau" aus den Jahren 1940-1945* wie auch zu der jetzt hier vorgelegten abschließenden Untersuchung. Mit Interesse hat Professor Hillgruber das stufenweise Fortschreiten meiner Arbeiten und ihre jeweiligen Ergebnisse verfolgt. Das gilt auch für diese letzte Studie, deren Zusammenfassung ich ihm vor seinem Tod noch vorlegen konnte. Ich bleibe seinem Andenken in Verehrung und Dankbarkeit verpflichtet.

Dank gebührt aber auch den Institutionen und Persönlichkeiten, die mir im Laufe dieser Arbeit wichtige Hilfen gewährten: So danke ich dem Bundesarchiv und seinen Mitarbeitern – hier vor allem Herrn Dr. Jürgen Real – sowie dem Institut für Zeitgeschichte und seinen Mitarbeitern für die mir eingeräumte Möglichkeit, die ärztlichen Primärquellen auszuwerten. Besonders verbunden bin ich Herrn Prof. Dr. med. Andreas Marneros, Psychiatrische Universitätsklinik Bonn, für die intensive Diskussion des Manuskripts und zahlreiche wertvolle Hinweise. Wichtige Anregungen verdanke ich gleichfalls Herrn Prof. Dr. med. Wolfgang de Boor, Professor für Neurologie und Psychiatrie, Universität Köln, und Herrn Prof. Dr. med. Klaus Hartmann, Professor für Heilpädagogische Psychiatrie an der Heilpädagogischen Fakultät der Universität Köln. Für die unermüdliche Geduld, mit der sie auf meine Fragen eingegangen sind, sei Frau Gerda Christian, Herrn Otto Günsche und Herrn Walter Frentz gedankt. Ohne die technische Hilfe von Frau Gisela Corsten, Frau Gerda Schiefer, Frau Margrit Kentenich sowie auch Frau Martina Schütteler und Frau Andrea Wonschik wäre diese Arbeit nicht zustandegekommen.

Da ich die vorliegende Studie durch weitere psychiatrisch-neurologische Sachkenner beurteilt sehen wollte, war zunächst eine Veröffentlichung in einer entsprechenden Monographienreihe angestrebt. So bin ich den Herausgebergremien der "Sammlung psychiatrischer und neurologischer Einzeldarstellungen" und der "Schriftenreihe Neurologie" zu Dank verpflichtet. Sie haben den Text jeweils geprüft und der Veröffentlichung in der von ihnen betreuten Reihe zugestimmt. Da mir aber zugleich der Springer-Verlag anbot, die Monographie ohne Verzug unabhängig von einer Schriftenreihe zu veröffentlichen, schien mir dies wegen des Zeitfaktors, nicht zuletzt aber auch im Hinblick auf die prospektiven Leser aus Historikerkreisen sinnvoller. So danke ich hier dem Springer-Verlag und seinen Mitarbeitern für das Entgegenkommen und die Bereitschaft, alle meine die Textgestaltung betreffenden Wünsche zu berücksichtigen.

Köln, Frühjahr 1990   Ellen Gibbels

---

* Eine Videokassette mit Dokumentaraufnahmen zur Entwicklung der Parkinsonschen Erkrankung bei Hitler ist in Zusammenarbeit mit dem Institut für den Wissenschaftlichen Film (Göttingen) und dem Bundesarchiv in Vorbereitung.

Inhaltsverzeichnis

Einleitung 1

Material und Methoden 5

Ergebnisse 11
  Zur Frage mnestischer Störungen 11
    Schlußfolgerung 16

  Zur Frage einer Beeinträchtigung intellektueller
  Funktionen 17
    Kombinatorisches Denken und Urteilsfähigkeit . . . 17
    Auffassung, Aufmerksamkeit und
    Konzentrationsfähigkeit 19
    Formales und inhaltliches Denken 22
    Allgemeinere Beurteilungen der intellektuellen
    Fähigkeiten 25
    Schlußfolgerung 28

  Zur Frage affektiver Störungen 28
    Depressivität 28
    Euphorie 32
    Reizbarkeit 33
    Explosivität und Abschwächung der
    Steuerungsfunktionen 34
    Affektinkontinenz nach Art vermehrter
    Rührseligkeit 48
    Schlußfolgerung 49

  Zur Frage von Antriebsstörungen 50
    Schlußfolgerung 53

  Zur Frage von Veränderungen prämorbider
  Persönlichkeitszüge 54
    Selbsttäuschung, Selbstüberschätzung und "Starrsinn". 54

Entscheidungsscheu 61
Mißtrauen 63
Kontaktschwäche 65
Taktgefühl 67
Schlußfolgerung 70

Zur Frage sonstiger psychopathologischer Phänomene . 71
Schlußfolgerung 74

Diskussion 75
Zusammenfassung 93

Glossar für medizinisch nicht vorgebildete Leser 94

Quellenangaben 104

Einleitung

Wie durch eine Analyse der Hitlerschen Motilität in 83 Folgen der Deutschen Wochenschau eindeutig nachzuweisen war, litt Adolf Hitler spätestens seit Mitte 1941 an einem in der Folge zunehmenden linksseitig betonten Parkinson-Syndrom (Gibbels 1988). Auch in der Vorkriegsära war gelegentlich eine leichte habituelle Minderbewegung des linken Armes zu beobachten – möglicherweise Folge der linksseitigen Schulterverletzung beim Putsch vom 9. November 1923. Dabei handelte es sich indessen keineswegs um einen konstanten Befund. Etwa ab Mitte 1941 war dann jedoch bei der Analyse der Mit-, Ausdrucks- und Willkürbewegungen eine sich zunehmend fixierende und hinsichtlich der Schwere fortschreitende linksseitige Hypokinese unverkennbar, die sich später unter Beibehaltung einer linksseitigen Akzentuierung generalisierte. Eine "parkinsonistisch" gebeugte Körperhaltung ließ sich ab 1943, eine leichte entsprechende Ganganomalie ab Mitte 1944, eine eindeutige Hypomimie erst 1945 erfassen. In den beiden letzten Wochenschauen vom März 1945 muß der Zensur offenbar der jeweils nur in einer kurzen Sequenz sichtbare Tremor entgangen sein, der von Zeitzeugen einschließlich der Ärzte Hitlers schon seit 1942 beobachtet worden war. Er ließ sich als typischer extrapyramidaler Ruhetremor mit einer Frequenz um 4/s identifizieren. Ein Rigor war naturgemäß nur mittelbar, ein extrapyramidaler Sprechduktus lediglich aus schriftlichen Quellen zu erschließen. Entgegen überzeichneten Darstellungen, vor allem in der Memoirenliteratur von Zeitzeugen, hatte das Parkinson-Syndrom jedoch selbst in den letzten Lebensmonaten allenfalls mittelschwere Grade erreicht (vgl. Gibbels 1988).

Im Rahmen einer zweiten Studie gelang es dann, durch detaillierte differentialdiagnostische Überlegungen anhand der schriftlichen Quellen und der Befragung einiger Überlebender aus Hitlers engster Umgebung einen symptomatischen Parkinsonismus auszuschließen. Ob das neurologische Syndrom einer idiopathischen, einer genetisch bedingten oder einer postenzephalitischen Parkinson-Erkrankung zuzuordnen ist, konnte jedoch nur mit unterschiedlichen Wahrscheinlichkeitsgraden entschieden werden. Einige Argumente, so das offenbare Fehlen zusätzlicher "pyramidaler" Erscheinungen, ausdrücklich abweichend von anderen Meinungen (Grewel 1969, Recktenwald 1963, Stolk 1968, 1969, Walters 1975) auch das Fehlen extrapyramidaler und okulärer Symptome sowie das Manifestationsalter jenseits des 50. Lebensjahres, sprechen eher für die idiopathische als für die postenzephalitische Form. Eine genetische Variante ist am wenigsten wahrscheinlich (Gibbels 1989). Im Rahmen dieser ausführlichen differentialdiagnostischen Erörterungen wurde die neurologische Pathographie Hitlers ferner im Hinblick auf einige weitere Fragen analysiert. So konnte einem harmlosen Abusus mit "Antigaspillen" aufgrund deren geringen Belladonna-Gehaltes eine allenfalls unterschwellige, natürlich keineswegs beabsichtigte therapeutische Wirksamkeit im Hinblick auf das Parkinson-Syndrom zugebilligt werden. Die von dem amerikanischen Psychiater Heston (1979) unterstellte Amphetamin-Abhängigkeit war aufgrund des detaillierten Quellenstudiums – vor allem auch der akribischen Aufzeichnungen des Leibarztes Dr. Morell – auszuschließen. So fanden sich keine Hinweise auf typische somatische Amphetamin-Wirkungen, wie eine Verstärkung des extrapyramidalen Ruhetremors im Zusammenhang mit Medikamentenapplikationen, eine zusätzliche Beeinträchtigung des schon seit jeher kurzen Nachtschlafs oder eine Reduktion des Körpergewichts. Außerdem war weder die Art des Tremors noch dessen allmähliche Ausbreitung vom linken Arm auf die übrigen Extremitäten mit dem Konzept einer chronischen Amphetamin-Intoxikation zu vereinbaren. Der mitunter geäußerte Verdacht auf eine Lues konnte zumindest im Hinblick auf eine Akuität im Jahre 1940 sowie die Entwicklung einer Lues cerebri oder gar einer progressiven Paralyse durch die überlieferten serologischen Befunde und einfache differentialdiagnostische Argumente entkräftet werden. Die Behauptung, Hitler habe 1932 einen epileptischen Anfall erlitten, ließ sich auf ein terminologisches Mißverständnis zurückführen. Ihm nachgesagte "Schlaganfälle" wie auch eine "Enzephalitis" im Jahre 1942 konnten aufgrund der überlieferten ärztlichen Befunde ausgeschlossen werden. Schließlich gelang es, durch eingehende Erörterungen den zumal von Maser (1971) propagierten Verdacht, Hitler habe schon in den zwanziger Jahren ein "linksseitiges Zittern" geboten, im Hinblick auf die neurologische Relevanz zu entschärfen und darzulegen, daß es sich allenfalls um einen vorübergehend verstärkten physiologischen Tremor gehandelt haben kann (vgl. Gibbels 1989).

Diese systematischen Vorstudien waren die notwendige Voraussetzung für den Versuch, die wesentlichere Frage zu beantworten: welche Folgen nämlich das eindeutig als Parkinson-Erkrankung zu identifizierende Nervenleiden für die psychischen Funktionen Hitlers und damit auch für seine politischen und militärischen Entscheidungen gehabt haben könnte. Die hier vorgelegte Studie dient somit ausschließlich der Erörterung der bei Hitler möglicherweise vorhandenen organischen psychopathologischen Symptome auf dem Boden der Hirnerkrankung, nicht aber einer Analyse seiner komplexen Primärpersönlichkeit, die sich über die globale Zuordnung zu den abnormen Persönlichkeiten hinaus jeder detaillierteren psychiatrischen Klassifizierung entzieht (de Boor 1985, S. 403; Bumke 1952 a, b; Müller-Hegemann 1955, S. 74; Schaltenbrand 1961). Nicht zu Unrecht spricht der ehemalige Reichsminister Speer (1969, S. 483) von der *"Vielschichtigkeit seiner rätselhaften Natur"*. Der von Treher (1966, S. 18) verfochtenen Annahme einer im Alter von 16 Jahren beginnenden Schizophrenie vom Typ der "Prozeßpsychose" vermochte sich keiner der übrigen Experten anzuschließen.

Einer unserer Studie vergleichbaren begrenzt angelegten Fragestellung nach einem hirnorganischen Psychosyndrom haben sich – soweit wir sehen – bisher nur die Psychiater Recktenwald (1963) und Heston (1979) in weniger systematischer Form angenommen. Beide sprachen sich für ein organisch bedingtes psychopathologisches Syndrom bei Hitler aus, das Recktenwald als Folge einer im Kindesalter erlittenen Encephalitis lethargica auffaßt, Heston jedoch vornehmlich auf einen

Amphetamin-Abusus zurückführt. Mit beiden Hypothesen werden wir uns auch in dieser Studie auseinanderzusetzen haben.

Material und Methoden

Der hier anstehende Fragenkomplex ließ sich nur mit Hilfe schriftlicher Quellen sowie eingehender Befragungen einiger überlebender Zeitzeugen aus Hitlers unmittelbarer Umgebung angehen. Bei den Quellenangaben benutzen wir im Text die offiziellen Abkürzungen "BArch" für "Bundesarchiv", "IfZ" für "Institut für Zeitgeschichte", "IMT" für "Internationaler Militärgerichtshof". Zu den Primärquellen gehören vor allem die Tagesnotizen von Dr. med. Theo Morell, des ohne Facharztanerkennung auf Harn- und Geschlechtsleiden spezialisierten Leibarztes Adolf Hitlers. Sie liegen für den August 1941 sowie ab Mitte 1942 bis zum 21.4.1945 – also neun Tage vor Hitlers Tod – beinahe lückenlos vor (BArch e). Ferner standen die im Jahre 1945 durch US-Offiziere erstellten Vernehmungsprotokolle der Ärzte zur Verfügung, die Hitler während der letzten Lebensjahre betreut hatten, nämlich nicht nur des Leibarztes Dr. Morell (BArch d), sondern auch der chirurgischen Begleitärzte Dr. med. Karl Brandt (BArch a) und Dr. med. Hans-Karl v. Hasselbach (BArch c) sowie des HNO-Arztes Dr. med. Erwin Giesing (BArch b, g). Während Dr. Morell seinen Patienten Adolf Hitler ab 1936 in fast täglichem Umgang praktisch bis zu dessen Lebensende beobachten konnte (BArch e; d, S. 1, Annex I S. 1f), sahen ihn die chirurgischen Begleitärzte mehr sporadisch, Dr. Brandt aber immerhin ab 1934 bis zum Oktober 1944 (BArch a, S. 2, 22f), Dr. v. Hasselbach von 1936 bis zum Oktober 1944 (BArch c, S. 2, 21f). Dr. Giesing betreute Hitler von seiten seines Fachgebietes dagegen nur ab Ende Juli bis Anfang Oktober 1944 und traf ihn dann noch einmal kurz im Februar 1945 im Bunker der Reichskanzlei (BArch b, S. 1, 20; g). Keiner der genannten Ärzte verfügte nach den oben zitierten Dokumenten über eine neurologische oder psychiatrische Vorbildung. – Bei den weiteren schriftlichen Quellen handelt es sich um überlieferte nichtöffentliche mündliche Ausführungen

Hitlers aus den Jahren 1941 bis 1945, und zwar bei Tisch (Jochmann 1982, Picker 1977), gegenüber Martin Bormann (Hitlers politisches Testament 1981) oder während der militärischen Lagebesprechungen (Heiber 1962), ferner um bisher veröffentlichte Erinnerungen oder im Bundesarchiv und im Institut für Zeitgeschichte archivierte Aufzeichnungen von Weggenossen Adolf Hitlers, die ihn in verschiedenen Lebensphasen unmittelbar beobachten konnten. Sekundärliteratur wird nur insoweit berücksichtigt, als dies im jeweiligen Kontext notwendig erscheint. – Die als Zitate durch Kursivdruck gekennzeichneten Textpassagen aus den herangezogenen Quellen halten sich mit Orthographie und – zuweilen fehlerhafter – Interpunktion streng an die entsprechenden Fundstellen.

Für eine Befragung standen zur Verfügung: Frau Gerda Christian geb. Daranowski, mit einigen Unterbrechungen seit 1935 bis zum Tode Hitlers zum kleinen Kreis seiner persönlichen Sekretärinnen zählend, ferner Otto Günsche, der von Herbst 1936 bis Frühjahr 1940 als Angehöriger der "SS-Leibstandarte Adolf Hitler" zur persönlichen Begleitung Hitlers gehörte und ab März 1944 bis zu Hitlers Selbstmord die Position eines Persönlichen Adjutanten Hitlers bekleidete, und schließlich Walter Frentz, der mit einigen Unterbrechungen von September 1939 bis 24. April 1945 als Filmberichter der Luftwaffe ins Führerhauptquartier abkommandiert war. Gerda Christian erlebte Hitler so gut wie täglich inoffiziell zumindest beim gemeinsamen Tee. Otto Günsche war im Rahmen seines engen dienstlichen Kontaktes u.a. auch Zeuge der täglichen Lagebesprechungen. Walter Frentz kam dagegen vorwiegend bei eher offiziellen, im Film festzuhaltenden Anlässen in unmittelbare Nähe Hitlers, befand sich aber durchweg im Führerhauptquartier, wo er in engem, z.T. freundschaftlichen Kontakt mit den Personen aus Hitlers nächster Umgebung stand. Bei den Befragungen handelte es sich um jeweils mehrstündige nichtstandardisierte Interviews im Jahre 1988, teils in der eigenen Umgebung der Befragten (Christian, Günsche), teils in der Wohnung d. Verf. (Frentz). Diese Interviews wurden durch mehrere Telefongespräche ergänzt und die in dieser Arbeit vorgelegten entsprechenden Formulierungen abschließend von den Befragten ausdrücklich gebilligt. Alle Befragten gingen trotz fortgeschrittenen Lebensalters noch einer regelmäßigen beruflichen (Frentz, Günsche) oder berufsähnlichen (Christian) Tätigkeit nach, befanden sich in ausgezeichneter somatischer wie psychischer Verfassung und wirkten sachlich sowie um die Wahrheit bemüht. Im Zuge der Befragungen boten sie keine Hinweise auf psychopathologische Beeinträchtigungen, zumal nicht hinsichtlich der mnestischen Funktionen. Walter Frentz gab zumindest für seine Person zu bedenken, daß die allgemeine Verehrung, die der Person Hitlers damals vor allem von seiten der Jüngeren entgegengebracht wurde, möglicherweise dazu geführt habe, daß manche negativen Aspekte nicht wahrgenommen oder verdrängt worden seien.

Ausgehend von der Prämisse der relativen Unspezifität der organisch bedingten psychischen Störungen (Bonhoeffer 1910; Huber 1987, S. 32; Lauter 1988, S. 5; K. Schneider 1987, S. 37f; Weitbrecht 1973, S. 200), ist beim Morbus Parkinson grundsätzlich mit jedem bei Hirnerkrankungen vorkommenden psychopathologischen Symptom zu rechnen. Daher haben wir im folgenden die von uns aufgefundenen unmittelbaren Informationen über Hitlers Psyche – sofern sie uns für die Fragestellung belangvoll erschienen – im Hinblick auf klinische Phänomene untersucht, die im zeitlichen Zusammenhang mit der Entwicklung des Nervenleidens zur Annahme einer organisch begründbaren psychischen Störung berechtigen könnten. Bei diesen Untersuchungen gingen wir von einer prämorbid nicht krankhaft veränderten, sondern lediglich abnorm strukturierten Persönlichkeit aus. Auf diese Prämisse werden wir im Rahmen der Diskussion noch ausführlicher einzugehen haben. Hinsichtlich des Untersuchungsmodus ergab sich zunächst einmal die schwierige Frage der Gliederung. Grundsätzlich sollte man sich ja die einzelnen psychischen Funktionen nicht unabhängig voneinander vorstellen; sie beeinflussen sich untereinander, und die Zerlegung der psychischen Gesamtfunktion in Einzelfunktionen muß immer hypothetisch bleiben (Bleuler 1983, S. 91). Daher darf es nicht verwundern, daß die empfohlenen, der Diagnostik dienenden Gliederungen in den unterschiedlichen psychiatrischen Werken mehr oder minder stark voneinander abweichen.

Greifen wir etwa als zu prüfende Partialfunktion die Konzentrationsfähigkeit heraus, so wird sie von Jaspers (1946, S. 119) ähnlich wie von Huber (1987, S. 2) zusammen mit der Aufmerksamkeit unter der Kategorie "Bewußtsein" abgehandelt. Weitbrecht und Glatzel (1979, S. 47) führen sie als Untergruppe der Aufmerksamkeit. Bleuler (1983, S. 77) hingegen betrachtet die Konzentration als Intensitätsstufe der Aufmerksamkeit, diese aber als "Aspekt der Affektivität" (S. 76, 94). Nach Peters (1984) handelt es sich um die "aktive Hinwendung der Aufmerksamkeit auf einen bestimmten Bewußtseinsinhalt unter gleichzeitiger Abblendung anderer". Im AMDP-System (1981, S. 56 f) steht die Konzentration gleichrangig neben Auffassung, Merkfähigkeit und Gedächtnis.

Außer der Schwierigkeit, aus den verschiedenen Gliederungen psychischer Funktionen eine für jeden sachkundigen Leser befriedigende Untersuchungsordnung herzustellen, sahen wir uns einem weiteren Dilemma gegenüber, galt es doch aus durchweg laienhaften Äußerungen, die naturgemäß verschiedene psychische Partialfunktionen oft willkürlich vermischten, zu einem psychopathologischen Urteil zu gelangen. Um eine mehrfache Wiederholung der Zitate zu vermeiden, haben wir uns daher bei unserer Untersuchung zu einer im einzelnen sicher gelegentlich anfechtbaren Gliederung entschlossen, die nicht nur die genannten Unvollkommenheiten berücksichtigt, sondern darüber hinaus zumal in der Reihenfolge bereits auf die Leit- oder Achsensymptome eines chronischen organischen Psychosyndroms (Huber 1987, S. 43 f) abzielt, dessen Existenz oder Abwesenheit es zu erhärten galt. Der sachkundige Leser möge daher darüber hinwegsehen, daß wir etwa unsere Untersuchung mit der Frage nach mnestischen Störungen beginnen, da zu diesem Partialbereich besonders "gezielte" Äußerungen vorliegen, daß wir unter den intellektuellen Funktionen die meisten kognitiven Leistungen zusammenfassen oder daß wir die Frage nach Bewußtseins- und Orientierungsstörungen erst am Schluß unter "sonstigen psychopathologischen Phänomenen" berühren. Schließlich werden auffällige primärpersönliche Züge nicht unterschiedslos in einem gemeinsamen Kapitel, sondern – wenn es sich anbot – unter anderen Kategorien abgehandelt, so etwa die Explosivität unter den affektiven Störungen.

Eingedenk aller berechtigten Vorbehalte haben wir uns im einzelnen folgender Gliederung bedient:
Zur Frage mnestischer Störungen
Zur Frage einer Beeinträchtigung intellektueller Funktionen
   Kombinatorisches Denken und Urteilsfähigkeit
   Auffassung, Aufmerksamkeit und Konzentrationsfähigkeit
   Formales und inhaltliches Denken
   Allgemeinere Beurteilungen der intellektuellen Fähigkeiten
Zur Frage affektiver Störungen
   Depressivität
   Euphorie
   Reizbarkeit
   Explosivität und Abschwächung der Steuerungsfunktionen
   Affektinkontinenz nach Art vermehrter Rührseligkeit
Zur Frage von Antriebsstörungen
Zur Frage von Veränderungen prämorbider Persönlichkeitszüge
   Selbsttäuschung, Selbstüberschätzung und "Starrsinn"
   Entscheidungsscheu
   Mißtrauen
   Kontaktschwäche
   Taktgefühl
Zur Frage sonstiger psychopathologischer Phänomene

Die Bewertung der herangezogenen Einzelaussagen zu den verschiedenen psychischen Partialfunktionen hat durchweg mit einigem Vorbehalt zu erfolgen. Dementsprechend haben wir mehrfach quellenkritische Bemerkungen einflechten müssen. Eine Aussage ist um so glaubhafter, je häufiger sie mit der anderer Zeitzeugen übereinstimmt. Diese Regel gilt im positiven Fall selbst dann, wenn die Einzelaussage von einem im übrigen als wenig verläßlich gekennzeichneten Gewährsmann stammt. Ein Zeugnis verliert an Glaubwürdigkeit, wenn sich entsprechende Beobachtungen anderer Zeitzeugen nicht auffinden lassen. Gerade für die Menschen in Hitlers Umgebung muß es wegen seiner Suggestivwirkung (Bürger-Prinz 1971, S. 213; Dönitz 1980, S. 469; de Maizière 1989, S. 106) sehr schwer gewesen sein, nüchtern und distanziert zu beobachten und diese Beobachtungen objektiv zu beurteilen. Je nach der inneren Einstellung zu Hitler sind Übertreibungen oder Verdrängungen fast zwangsläufig zu erwarten. Hinzu kommt die bewußte oder unbewußte Neigung vor allem zahlreicher Memoirenschreiber, durch die Dramatisierung oder Überzeichnung der eigenen Beobachtungen den Wert der Mitteilung oder gar der eigenen Person herauszustellen.

Dieses Fazit ergab sich bereits aus der intensiven Beschäftigung mit den rein somatischen Phänomenen der Parkinson-Erkrankung bei Hitler anhand der Wochenschauen und der Literatur (Gibbels 1988). Selbst die strengste Filmzensur kann nämlich einen nach manchen schriftlichen Schilderungen daherwankenden, sich an Wänden und Möbeln abstützenden, auf Stock oder Hilfspersonen angewiesenen Hitler nicht in einen frei und rasch einherschreitenden "Führer" verwandeln. Ein besonders gut überprüfbares Beispiel für diese oft eklatanten Diskrepanzen liefern die Aufzeichnungen eines Soldaten, der beim letzten Frontbesuch Hitlers an der Oder im März 1945 als Mitglied des 101. Corps der IX. Armee zugegen war (Schwarz o.J.). Er schreibt: "... *Hitler stieg aus, mühselig gebeugt, auf den Stock gestützt, alt.*" Statt dessen zeigt die Deutsche Wochenschau Nr. 754 bei diesem Besuch einen energisch, wenn auch gemessen an früheren Zeiten mit etwas geringerer Schrittlänge zügig voranschreitenden Hitler, die linke – wie sich wenig später zeigt – zitternde Hand in der Manteltasche. Der weitere Ablauf des Besuchs stimmt in beiden Quellen überein. Bemerkenswerterweise handelt es sich bei dem Autor – wie die weiteren Ausführungen lehren – sogar um einen Soldaten, der Hitler in der damaligen Situation äußerst positiv bewertete.

Nur die Aneinanderreihung oder Gegenüberstellung zahlreicher Einzelzeugnisse wird es daher im folgenden erlauben, zu einem annähernd objektiven Urteil über die psychischen Partialfunktionen Hitlers zu gelangen.

Die Diskussion der Ergebnisse hat sich damit auseinanderzusetzen, wie die ermittelten psychopathologischen Symptome nach älteren und neueren psychiatrischen Klassifikationen einzuordnen sind und ob sie den bei Parkinson-Kranken besonders häufig anzutreffenden Konstellationen entsprechen.

Ergebnisse

Zur Frage mnestischer Störungen

Hitler zeichnete sich seit jeher durch stupende Gedächtnis- und Merkleistungen aus (Diels o.J., S. 276; Guderian 1979, S. 392; Schmidt 1949, S. 294f; Schroeder 1985, S. 76, 271; Speer 1969, S. 245; Ziegler 1977, S. 54; u.a.). Mehrere Personen seiner Umgebung bescheinigen ihm dies noch bis in die letzte Lebensphase. So notierte der US-Intelligence-Service anläßlich der Vernehmungen Dr. Morells: *"Memory as to events, both recent and remote, was excellent. Immediate retention of figures, statistics, names, etc, was excellent"* (BArch d, S. 9). Im gleichen Sinne äußerten sich die Ärzte Brandt, v. Hasselbach und Giesing (BArch a, b, c, S. 18). Der Mussolini-Befreier Skorzeny (1981, S. 223) ist bei einem dreitägigen Aufenthalt im Führerhauptquartier Rastenburg ab 10.9.1944 von Hitlers außerordentlichem Gedächtnis beeindruckt, und Generalfeldmarschall Kesselring (1953, S. 339) stellt noch am 9. oder 10.3.1945 bei *"über Stunden sich hinziehenden Ausführungen Hitlers ... eine frappierende Kenntnis von Einzelheiten"* fest. Ähnlich erinnert sich ein älterer Generalstabsoffizier (Schramm 1982, S.1702) für die Zeit ab Ende März 1945 nach einer im übrigen stark überzogenen Darstellung des körperlichen Zustandes bei Hitler (vgl. Gibbels 1988): *"Geistig war Hitler, verglichen mit seinem körperlichen Verfall, noch frisch. Er zeigte zwar gelegentlich Müdigkeitserscheinungen, bewies aber noch häufig sein bewundernswertes Gedächtnis, mit dem er – vornehmlich was Zahlen und technische Daten anbelangt – seine Umgebung immer wieder verblüffte und seinen Argumenten schwer widerlegbare Überzeugungskraft verlieh."* Noch in den letzten Kriegswochen gewinnt de Maizière (1989, S. 109), damals als Generalstabsoffizier mehrfach Zeuge der Lagesprechungen, einen ähnlichen Eindruck. Auch der amerikanische Psychiater Heston (1979, S.

48 f) fand in den von ihm benutzten Quellen keine Hinweise auf mnestische Störungen.

Einschränkungen kommen – soweit wir sehen – ausnahmslos aus nur mit gewissen Bedenken heranzuziehenden, nicht eindeutig authentischen Quellen, vor allem aus den von Zoller (1949), einem französischen Vernehmungsoffizier, herausgegebenen nichtautorisierten Mitteilungen der Sekretärin Christa Schroeder. Hier heißt es für die letzten Lebensmonate Hitlers (Zoller 1949, S. 230): *"Oft erzählte er beim Mittagessen, beim Abendbrot und nachts beim Tee dasselbe."* Eine ähnliche Formulierung findet sich bei Joachimsthaler, der den Schroederschen Nachlaß herausgegeben hat und sich offenbar mehrfach auf den Zollerschen Text stützt (Schroeder 1985, S. 198). Angesichts der Äußerungen aus der militärischen Umgebung (s. oben) ist dieses Phänomen allerdings eher als Ausdruck einer intensiv auf andere Probleme gerichteten Konzentration zu werten. Das Plaudern mit den Sekretärinnen war zwangsläufig die einzige geistige Entspannung in einer durch vitale Sorgen und stundenlange Lagebesprechungen extrem belasteten Situation. Überdies klagt Speer (1969, S. 59, 134) schon für die frühen 30iger Jahre über *"die immer gleichen Themen"* der *"langen Selbstgespräche"* Hitlers im engeren Kreis und die *"Peinlichkeit der zahlreichen Wiederholungen"* bei den Tischgesprächen in der Reichskanzlei. Zoller (1949, S. 42) überliefert: *"In den letzten Kriegsjahren konnte ich feststellen, daß sein Gedächtnis ihm, zu seiner großen Verzweiflung, nicht mehr erlaubte, den Denker und genialen Techniker zu spielen. Er erlitt auf diesem Gebiet, wie auf vielen anderen, schwere Einbußen."* Demgegenüber hat Gerda Christian ein Nachlassen des Gedächtnisses bei Hitler nicht bemerkt, meint aber einschränkend, daß dies die Militärs sicher besser beurteilen können als sie, da sie Hitler in der letzten Lebensphase – wenn auch täglich – nur bei den Mahlzeiten oder beim Tee erlebt habe (persönl. Mitteilung). Walter Frentz hat im Führerhauptquartier nichts über entsprechende Störungen des "Chefs" gehört (persönl. Mitteilung).

Ein weiterer Gewährsmann für angebliche mnestische Störungen bei Hitler ist Dr. Giesing, der wegen zahlreicher, sich z.T. widersprechender Aussagen in der Nachkriegszeit von der aktuellen medizinischen Hitlerforschung übereinstimmend als unzuverlässig gekennzeichnet wird (Prof. Dr. Fritz Redlich, University of California, USA; Prof. Dr. Dr. E.G. Schenck; persönl. Mitteilungen). In einem Bericht aus den persönlichen Unterlagen des US-Majors Cortez F. Enloe (BArch g) über die Vernehmung Giesings vom 15.6.1945 nach seiner Gefangennahme ist folgendes – buchstabengetreu (!) – zu lesen: *"On July 22, 1944, he [Dr. Brandt] asked Dr. Giesing to come and see Hitler ... Giesing treated the Führer daily until October 5, with the exception from September 27 to October 2, when Hitler had jaundice and was under strict seclusion ... By mid September, 1944, Giesing noted that Hitler was less pleasent, that his powers of retaining things were less good and that at times he had difficulty in following conversations. He was flighty and rambled about subjects of various natures and then slumped into silence, or revealed at times military decisions and some highly secret matters. Hitler himself stated at that time, 'My memory is not soo good any more; formerly I could remember the names of thousands of people in whatever walk of life, but now I just do not know what to make out of persons'. Giesing had many chats with him about books and literary matters and was astounded at what he really had read. While he was sick, he asked for a book on the anatomy and diseases of the ear and the doctor was surprised how much he got out of the study of such a special medical book ... The last time Giesing saw Hitler was on February 13 or 14, 1944, at Berlin ... On that evening there was a rather severe air raid on Berlin, and he had to go to the Official Air Raid Shelter, where he met Hitler. They shook hands and Hitler asked to see him after the air raid. When he met him twenty minutes later, Hitler was very pale, his right arm was trembling and he was stooped. Hitler looked at him and then asked 'What do you want?' Giesing told him that he had been ordered to report to him. Hitler inquired if he was married, if he had any children, although he had sent Giesing's wife, in appreciation of the medical care, a so-called Mutterkranz [sic!], a rare distinction to women by Hitler. The following conversation persued: 'Where are you from, Doctor? Oh, yes, Krefeld, Krefeld, yes, Krefeld. I know it. Do you have an air raid cellar there? Yes, yes, there are many bombs falling in that territory, but Krefeld is not a dangerous city'. Without further question Hitler rambled on: 'The Americans will not penetrate the Wall. Krefeld is safe. We have many secret weapons and new ones are coming. They will never enter German soil, and the gentlemen will wonder what is in store for them. However, if we should lose the war, then we have to die as soldiers, and I shall die with my troops'. Without saying much more, he turned around and left without saying goodbye."*

Dieser Bericht fordert in mehrfacher Hinsicht Kritik heraus. Die Klage Hitlers über seine Vergeßlichkeit nach dem Attentat ist kaum mit der Verarbeitung einer so schweren Speziallektüre wie der eines Lehrbuchs der Ohrenkrankheiten zu vereinbaren. Träfe die Angabe über Hitlers Äußerungen zu, müßte es sich nach den weit überwiegenden weiteren Zeugnissen um passagere Störungen gehandelt haben, die wir dann am ehesten als postkommotionelles Durchgangssyndrom aufzufassen hätten (BArch a, S. 13; c, S. 12), möglicherweise verstärkt durch die sich bereits anbahnende interne Erkrankung, nämlich die "Gelbsucht" Ende September 1944 (BArch e). Hinsichtlich der Begegnung am 13. oder 14. Februar 1945 muß eine starke Überzeichnung eines mit anderen Dingen innerlich beschäftigten Hitler angenommen werden. Andernfalls wäre die Luzidität, mit der Hitler gerade am 13. und 14. Februar über seine Politik in den vergangenen Jahren spricht (Hitlers politisches Testament 1981, S. 64 ff, 72 ff), ebensowenig verständlich wie seine Rolle als attenter Oberbefehlshaber, zu ersehen aus den Stenogrammen der zeitlich nächstliegenden überlieferten Lagebesprechungen vom 27.1.1945 und 24.2.1945 (Heiber 1962, S. 820 ff, 884 ff). Auch finden sich in den offiziellen Vernehmungsprotokollen Dr. Giesings über Hitlers psychische Verfassung expressis verbis die Angaben: *"... concentration was excellent"* (BArch b, S. 12) und *"... his memory for events – both near and remote – good"* (S. 18). Ob die Verwechslung des vornehmlich zitternden linken Arms mit dem rechten auf das Konto Giesings oder Enloes geht, muß offenbleiben. Schließlich ist die Angabe Giesings über die Verleihung des "Mutterkreuzes" an seine Ehefrau geradezu grotesk, da diese Auszeichnung alle Frauen erhielten, die vier oder mehr Kinder geboren hatten. Weder handelte es sich damals also um eine seltene Ehrung noch um eine Auszeichnung, die aufgrund beruflicher Verdienste des Ehemanns verliehen wurde (Knorr 1939). Gemäß einem von Maser (1971, S. 350) genauer zitierten Bericht Giesings vom 12.6.1945 ist im übrigen von einem nachlassenden Gedächtnis dort nicht die Rede. Im Zusammenhang mit dem Treffen vom Februar 1945 heißt es jetzt: *"Ich hatte den Eindruck, daß er ziemlich geistesabwesend und nicht mehr konzentriert war. Er machte einen absolut erschöpften und abwesenden Eindruck."* – Ein weiterer Hinweis auf mnestische Störungen findet sich bei dem Hitler-Biographen Toland (1981, S. 1020). Hier lesen wir zum Frühherbst 1944 ohne Quellenangabe: *"Eine Nebenwirkung seines schlechten Gesundheitszustandes war das Nachlassen seines erstaunlichen Gedächtnisses. Bisher hatte er nur einen Blick auf ein langes Schriftstück werfen müssen, um es anschließend Wort für Wort wiederholen zu können. Jetzt bereitete es ihm Schwierigkeiten, Namen zu behalten. Traurig meinte er, es sei ein glücklicher Umstand, daß er es jetzt nur noch mit so wenigen Menschen zu tun habe."* Sollten diese Informationen stimmen, wäre auch hier zu erörtern, ob es sich um die flüchtigen Auswirkungen der beim Attentat am 20.7.1944 erlittenen Commotio cerebri und der in der zweiten Septemberhälfte einsetzenden Gelbsucht gehandelt hat. Schließlich wird von Zoller (1949, S. 231) auf einen *"Gedächtnisschwund"* im Jahre 1945 angespielt.

Angesichts der eingangs zitierten offiziellen Urteile der Ärzte und der Einschätzungen durch die höheren Militärs, ferner angesichts der von General Warlimont (1978, S. 518) erwähnten mehrstündigen freien Reden, die Hitler kurz vor der Ardennen-Offensive jeweils am 11. und 12. Dezember 1944 vor einem Großteil des im Westen eingesetzten höheren Offizierskorps gehalten hat – ein umfangreiches erhaltenes Fragment nachzulesen bei Heiber (1962, S. 713 ff) –, wird man jedoch kaum auf den Gedanken kommen können, Störungen des Lang- oder Kurzzeitgedächtnisses zu unterstellen. Dieser Schluß wird bestärkt durch Aussagen einiger Personen aus Hitlers engster militärischer Umgebung, die ihn bis zu seinem Tode täglich beobachten konnten: Otto Günsche erinnert sich nicht daran, daß ihm bei Hitler irgendwann ein Nachlassen des Gedächtnisses oder der Merkleistungen aufgefallen ist. Als Beispiel führt er die selbst noch in den letzten Kriegsmonaten bei den Lagebesprechungen durchgegebenen Zahlen über die Rüstungsproduktionen an, die sich die Anwesenden bis auf Hitler selbst aufschrieben, um sie später gegenwärtig zu haben. Hitler sei noch nach Tagen stets in der Lage gewesen, die Zahlen richtig zu reproduzieren, was durch die Notizen zu überprüfen gewesen sei (persönl. Mitteilung). In den Erinnerungen des langjährigen Führer-Dieners Linge (1982, S. 268) heißt es: *"Brachten Adjutanten oder höhere Militärs Statistiken oder Aufstellungen anderer Art, brauchte er sie nur zu überfliegen, um sie auswendig vortragen zu können, sobald es sich als notwendig erwies. Sein unglaubliches Gedächtnis ließ ihn auch in dieser Phase seines Lebens ebensowenig im Stich wie seine Energie."* Wenn laut des letzten von einer Lagebesprechung erhaltenen Stenogramms, nämlich von der "Abendlage" des 23.3.1945 (Heiber 1962, S. 922 ff), die am 24.3. nachts um 2.26 h begann und sich bis 3.34 h ausdehnte, Hitler gegen Ende der Besprechung dreimal das Füllwort *"Dings"* für Eigennamen – einmal für einen Flugzeugtyp, zweimal für eine Person – benutzte, liegt es nahe, hier eher einen schlichten Ermüdungseffekt anzunehmen. Im übrigen unterscheidet sich seine damalige Gesprächsführung in nichts gegenüber etwa den ersten erhaltenen Protokollen von Lagebesprechungen aus dem Dezember 1942, in denen übrigens gelegentlich auch ein *"Dings"* auftaucht (Heiber 1962, S. 50 ff). Schließlich lassen sich die z.T. detaillierten, von Bormann aufgezeichneten politischen Erörterungen während der letzten Lebenswochen ebenfalls nicht mit der Annahme mnestischer Störungen vereinbaren (Hitlers politisches Testament 1981).

Schlußfolgerung:

Sichere Hinweise auf eine Beeinträchtigung des Gedächtnisses oder der Merkleistungen während der letzten Lebensjahre oder gar -monate Hitlers sind auf Grund der herangezogenen Quellen nicht zu gewinnen.

Zur Frage einer Beeinträchtigung intellektueller Funktionen

Kombinatorisches Denken und Urteilsfähigkeit:

Der ehemalige Finanzminister und Reichsbankpräsident Schacht (IMT Bd XII, 30.4.1946, S. 492 f) sagte im Nürnberger Kriegsverbrecherprozeß über Hitler: *"Er hat keine ausreichende Schulbildung genossen, aber er hat nachher unendlich viel gelesen, hat sich ein großes Wissen angeeignet und jonglierte mit diesen Kenntnissen in einer virtuosen Weise in allen Debatten und Vorträgen. Er war zweifellos ein genialer Mensch in gewisser Beziehung. Er hatte Einfälle, auf die ein anderer nicht kam, und die geeignet waren, zuweilen aus großen Schwierigkeiten durch verblüffende Einfachheit, manchmal auch durch verblüffende Brutalität, aber doch sicher herauszuführen."* Dieses Urteil Schachts bezieht sich auf die prämorbide Persönlichkeit Hitlers, da Schacht am 20.1.1939 aus seinen Ämtern entlassen und später sogar in ein Konzentrationslager verbracht wurde (Schacht 1953, S. 495 f, 534 ff). In seinen Erinnerungen beschreibt Großadmiral Raeder (1957, Bd 2, S. 110) den Hitler der ersten Jahre nach der Machtübernahme folgendermaßen: *"Der persönliche Eindruck Hitlers auf mich, wie wohl fast ausnahmslos auf diejenigen, die mit ihm in dieser Zeit zusammenkamen, war der eines außergewöhnlichen und zur Führung berufenen Mannes. Seine Fähigkeit, den Kernpunkt eines Problems sofort zu erkennen und dabei komplizierte Dinge auf einen einfachen Nenner zu bringen, war überraschend. Er konnte das, was er sagen wollte, in klarer und verständlicher Form, die dem jeweiligen Zuhörer angepaßt war, zum Ausdruck bringen. Sein Wissen war vielseitig; er hatte es sich im wesentlichen durch eifriges Selbststudium erworben. Aber er hielt es nicht nur in seinem Gedächtnis bereit, sondern hatte sich daraus Ansichten und Urteile gebildet, die oft bemerkenswert waren."* Generaloberst Jodl, Chef des Wehrmachtführungsstabs im Führerhauptquartier, rühmt Hitlers *"erstaunlichen technisch-taktischen Weitblick"* (Schramm 1962, S. 151). Einschränkungen kommen lediglich von Speer (1969, S. 225), der in seiner ihm ab Ende Januar 1942 übertragenen Eigenschaft als Rüstungsminister Hitler *"in gewissen Bereichen"* für unfähig erachtete, *"Wichtiges von Unwichtigem zu unterscheiden"*. Im übrigen war der Mussolini-Befreier Skorzeny (1981, S. 223) noch im September 1944 angesichts des körperlichen Verfalls Hitlers erstaunt darüber, *"welchen Sinn für militärische und politische Situationen, deren Entwicklungsmöglichkeiten und eventuelle Lösungen der mit ihnen zusammenhängenden Probleme er besaß"*. Noch im Dezember 1944 konnte Paul Schmidt (1949, S. 573 f), langjähriger Chefdolmetscher des Auswärtigen Amtes, der Hitler seit 1933 bei Konferenzen als Dolmetscher gedient hatte, während einer letzten Unterredung Hitlers mit Szalasi, dem Führer der neugebildeten ungarischen Regierung, *"über alle Fragen der politischen, militärischen und wirtschaftlichen Zusammenarbeit Deutschlands und der ... ungarischen Nation"* keine Anzeichen dafür entdecken, *"daß Hitler etwas von seiner geistigen Argumentierfreudigkeit eingebüßt hatte"*. Die erhaltenen Fragmente der bereits erwähnten mehrstündigen freien Reden Hitlers vor dem Offizierskorps im Dezember 1944 (Heiber 1962, S. 713 ff) sind mit einem beeinträchtigten kombinatorischen Denken ebenfalls keineswegs zu vereinbaren. Gleiches gilt von den schon mehrfach zitierten stundenlangen Ausführungen Hitlers gegenüber Generalfeldmarschall Kesselring (1953, S. 337 ff) Anfang März 1945, die in Stichworten nachzulesen sind, sowie von den Bormann-Diktaten zwischen Februar und April 1945 (Hitlers politisches Testament 1981), die selbst den britischen Historiker Trevor-Roper (1961) in seinem einleitenden Essay zu der Bemerkung hinrissen: *"What a mind Hitler had! ... – a mind of extraordinary power; it could clarify as well as simplify, illustrate as well as distort, make the future as well as deform the past. To deny Hitler's mental power ... seems to me a desperate gesture."* Ebenfalls noch Ende März und im April 1945, also in seinem letzten Lebensmonat, beeindruckt Hitler einen erst in dieser Zeit zum Führerhauptquartier abkommandierten Generalstabsoffizier durch *"die geistige Schärfe, mit der er in taktischen Fragen aus der Anzahl der ihm vorgetragenen und bei der Verschiedenheit der Quellen oft widerspre-*

chenden Meldungen das Wesentliche erkannte, mit Spürsinn sich noch kaum abzeichnende Gefahren witterte und auf sie reagierte ..." (Schramm 1982, S. 1702).

Die bei Hitler seit jeher bestehende Neigung zur Selbsttäuschung mit einer bemerkenswerten Fehleinschätzung realer Möglichkeiten oder – vielleicht besser ausgedrückt – der Neigung, sich großzügig über reale Gegebenheiten hinwegzusetzen, sowie die gewisse "Starrheit" des Denkens, die sich in einem ungewöhnlichen Beharren bei einmal für richtig erkannten Vorstellungen und Beschlüssen äußerte, gehören nicht in den Kontext intellektueller Beeinträchtigungen etwa im Sinne einer pathologisch geminderten Urteilsbildung, sondern sind ausgesprochene Persönlichkeitsmerkmale und werden daher in anderem Zusammenhang abgehandelt (s. S. 54).

Auffassung, Aufmerksamkeit und Konzentrationsfähigkeit:

Obwohl diese Kategorien nicht ausschließlich dem Bereich der eigentlichen intellektuellen Funktionen zuzuordnen und eher multifaktoriell bedingt sind – so auch von der Bewußtseinslage abhängen –, werden sie der Einfachheit halber hier zusammengefaßt. Hinsichtlich der prämorbiden Phase äußerte sich der ehemalige Reichswirtschaftsminister Funk (IMT Bd XIII, 4.5.46, S. 94) vor dem Nürnberger Militärtribunal – hier für das Jahr 1931 – folgendermaßen: *"Er machte auf mich sofort den Eindruck einer außergewöhnlichen Persönlichkeit. Er faßte blitzschnell alle Probleme auf und verstand es, sie außerordentlich eindrucksvoll mit großer Beredsamkeit und auch mit ausdrucksvollen Gesten vorzutragen."* In den benutzten Quellen finden sich keine Hinweise auf eine in der letzten Lebensspanne verminderte Auffassungsgabe. Noch während der letzten Lebenswochen wird die *"schnelle Auffassungsgabe"* von Zeugen der Lagebesprechungen hervorgehoben (Schramm 1982, S. 1702; Otto Günsche, persönl. Mitteilung). Auch ernstzunehmende Anhaltspunkte für eine Beeinträchtigung von Aufmerksamkeit oder Konzentrationsfähigkeit im zeitlichen Zu-

sammenhang mit der Erkrankung sind nicht überliefert. Gegenüber den vernehmenden US-Offizieren bezeichnete Dr. Morell seinen Patienten als *"not easily distracted"* (BArch d, S. 10). Dr. Brandt, Dr. v. Hasselbach und sogar Dr. Giesing beurteilten Hitlers Konzentrationsfähigkeit übereinstimmend als *"excellent"* (BArch a, S. 13; b, S. 12; c, S. 12), obwohl Dr. Giesing in späteren Berichten bei der bereits erwähnten kurzen Begegnung im Februar 1945 eine verminderte Konzentrationsfähigkeit bemerkt haben will (Maser 1971, S. 350). Aber allein der Kontext dieser schon in anderem Zusammenhang zitierten Feststellung – *"Ich hatte den Eindruck, daß er ziemlich geistesabwesend und nicht mehr konzentriert war. Er machte einen absolut erschöpften und abwesenden Eindruck"* – läßt weniger eine generell verminderte Konzentrationsfähigkeit als eine passagere Okkupation durch andere Denkinhalte oder ganz einfach eine Folge realer Überbeanspruchung vermuten. Heston (1979, S. 44) schließt auf eine vermehrte "Ablenkbarkeit" als psychoorganisches Phänomen aus folgender, von Generalfeldmarschall Keitel stammender Textpassage, die schon für den Beginn des Rußlandfeldzuges gilt (Görlitz 1961, S. 269 f):
"Die Lagevorträge waren zugleich die Befehlsausgabe des Führers, nicht nur in operativen Fragen, sondern auf allen Gebieten, die mit der militärischen Kriegführung irgendwie in Zusammenhang standen. Da Hitler bei diesen Gelegenheiten vom Hundertsten ins Tausendste kam und von sich aus auch zahlreiche Fragen anschnitt, die von anderen Seiten an ihn heran getragen wurden, dauerten die Lagebesprechungen mittags durchschnittlich drei Stunden und abends nie unter einer Stunde, obwohl die operativen und taktischen Fragen selbst in der Regel nur einen Bruchteil (der Zeit) beansprucht hätten. So konnte auch ich, der ich mich über Morgen- und Abendlage vorher selbst informieren ließ ..., niemals von den zeitraubenden Führervorträgen fernbleiben, weil jedes Mal allerhand Fragen, Anordnungen oder Maßnahmen von Hitler verlangt wurden, die – weitab von Strategie und Politik – in die Hand genommen werden mußten, und für die er sich an mich hielt, als seinen Chef des Militärischen Stabes, auch dann, wenn keinerlei Zuständigkeit des O.K.W. gegeben war. Es lag dies in

der völlig ungeordneten Denk- und Arbeitsmethode dieses Autokraten, der stets dann den Ressorts, gegeneinander, – schärfste Grenzen zog, wenn er sie gegeneinander ausspielen, oder aber sie beherrschen wollte nach dem Grundprinzip: Divide et impera!" Aus diesen Darlegungen ist u.E. eine p a t h o l o g i s c h e Ablenkbarkeit nicht zu ersehen. Auch Otto Günsche verneint entsprechende Beobachtungen zumal während der letzten Kriegsphase (persönl. Mitteilung). Für eine in den letzten Lebensjahren ungebrochene Fähigkeit zur Disziplinierung spricht schließlich die Wandlung des Lebensstils. Während Hitler nach Speer (1969, S. 102, 145 f) in den ersten Jahren nach der Machtübernahme *"in künstlerisch-bohèmehafter Manier Arbeitsdisziplin verachtete"* und sein Lebensstil von *"undisziplinierter Zeiteinteilung"* zeugte, eine Darstellung, der Gerda Christian übrigens nicht zustimmen kann (persönl. Mitteilung), änderte er 1939 seinen Tagesablauf und unterwarf ihn ganz den Anforderungen des Krieges; dabei verzichtete er auch auf zuvor beliebte persönliche Zerstreuungen, etwa durch Spielfilme oder Musik (Christian, Günsche, persönl. Mitteilungen). Der amerikanische Armeepsychiater am Nürnberger Kriegsverbrechergefängnis Kelley (o.J., S. 222) urteilte nach den dort erfolgten Befragungen: *"Im ganzen betrachtet, müssen wir festhalten, daß er stets fleißig war, ständig über der Arbeit saß und über eine ungeheure Tatkraft verfügte."*

Gegen eine durchgehende oder auch – wie Heston (1979, S. 44) vermutet – fluktuierende Beeinträchtigung der Konzentrationsfähigkeit während der letzten Lebensjahre ist nicht nur das Fehlen jedweder weiterer entsprechender Hinweise aus Hitlers Umgebung ins Feld zu führen, sondern vor allem auch das Faktum der stundenlangen freien Ansprachen Hitlers noch vier Monate vor seinem Tod (Heiber 1962, S. 713 ff; Warlimont 1978, S. 518 ff), ferner die ebenfalls schon erwähnten ausführlichen und *"bemerkenswert klaren"* Darlegungen gegenüber Generalfeldmarschall Kesselring (1953, S. 338 f) Anfang März 1945 sowie dessen Eindruck – den Zeitraum zwischen dem 10.3. und dem 12.4.1945 betreffend – einer *"geistigen Spannkraft"* Hitlers, die *"in auffallendem Gegensatz zu seinem körperlichen Befinden"* stand. Kesselring fügt sogar hinzu (S. 386):

"In seinen Entscheidungen faßte er sich kürzer als früher", eine Bemerkung, die ein vermindertes Konzentrationsvermögen nicht unterstellen läßt. Gleiches gilt von den Äußerungen des ersten Admiralstabsoffiziers im Wehrmachtführungsstab, Kapitän z.S. Assmann (1953), der in einem sachlich und kritisch wirkenden Aufsatz für eine angesehene US-Marine-Fachzeitschrift über die letzten Lebenswochen Hitlers schreibt: *"He worked under strain into the early morning hours until the last enemy planes had started on their return flight. The days were filled with conferences and discussions on military, political, and economic problems...."* Ein ungestörtes Konzentrationsvermögen bezeugt im übrigen auch der straffe Duktus der von Bormann überlieferten Ausführungen Hitlers zwischen dem 4.2. und 2.4.1945 (Hitlers politisches Testament 1981). Gegen eine präfinale Konzentrationsminderung Hitlers spricht schließlich das freie Diktat seines politischen wie persönlichen Testamentes in der Nacht vor seinem Tode (v. Below 1980, S. 416; IFZ F 19/7).

Nirgendwo ist für die letzte Lebensphase Hitlers etwas über eine verminderte Ausdauer vermerkt. In diesem Zusammenhang sei noch einmal auf das eben erwähnte Zitat von Kapitän z.S. Assmann (1953) verwiesen. Generalfeldmarschall v. Manstein (1979, S. 316 f) betont für die durch ihn beurteilbare Zeitspanne bis Ende März 1944: *"Ich habe keinen Menschen kennengelernt, der in einer ähnlichen Diskussion eine auch nur annähernd gleiche Ausdauer und Zähigkeit entwickeln konnte. Handelte es sich bei solchen Auseinandersetzungen zwischen Hitler und einem Frontbefehlshaber immerhin höchstenfalls um mehrere Stunden, so mußte der Generalstabschef, General Zeitzler, oft viele Tage bei jeder 'Abendlage' kämpfen, um etwas Notwendiges bei Hitler durchzusetzen."*

Formales und inhaltliches Denken:

Aus Äußerungen von Generalfeldmarschall Rundstedt (BArch h) und Minister Speer (1969, S. 306), wonach sich Hitler in der späteren Kriegszeit zunehmend in Details verlor, schließt der amerikanische Psychiater Heston (1979, S. 43 f) auf formale Denkstörungen. Dabei ist jedoch zu bedenken, daß sich Hitler auch zu Kriegsbeginn bereits mit taktischen Details befaßte. Generalfeldmarschall Keitel (Görlitz 1961, S. 232 f) bezeugt dies schon für die Vorbereitungen des Westfeldzugs im Oktober 1939: "*Es war ja auch so, daß Hitler die Aufgaben und Operationen, die gesetzten Tagesziele und alle Einzelheiten der geplanten Durchführung bis in alle Einzelheiten kannte und vielfach persönlich beeinflußt hatte. Ende Oktober hatten sämtliche Heeresgruppen- und Armeeführer Hitler einzeln nacheinander den endgültigen Ansatz und die geplante Führung der Operationen im einzelnen vortragen müssen. Mit jedem sprach er über Einzelheiten, stellte z.T. peinliche Fragen und zeigte sich über Gelände, Hindernisse u. dgl. auf Grund eingehendsten Kartenstudiums bemerkenswert unterrichtet.*" Bei dem kombinierten Erd-Luftlande-Angriff mit Lastenseglern auf das moderne belgische Sperrfort Eben-Emael etwa hatte Hitler – so Keitel weiter – "*bis in die allerkleinsten Einzelheiten ... dies Unternehmen mit den beteiligten Führern und Unterführern ... persönlich am Modell einexerziert*". Speer (1969, S. 306, 363) gibt ähnliche Beispiele für 1942, nachdem er als Nachfolger Dr. Todts erstmals gelegentlich an militärischen Lagebesprechungen teilnahm. Die logische Begründung für die offenbar tatsächlich zunehmende Detailbesessenheit Hitlers liefert Generaloberst Jodl (Schramm 1962, S. 154): "*Der große Scheinerfolg dieses Feldzugs endete mit der Katastrophe am Don und vor Stalingrad. Als dann gegen Ende des Jahres [1942] auch Rommel, vor den Toren Ägyptens geschlagen, auf Tripolis zurückfiel, als die Alliierten in Französisch-Nordafrika landeten, da waren sich nicht nur die maßgebenden Soldaten, sondern auch Hitler darüber klar, daß der Kriegsgott sich nun von Deutschland abgewandt und in das andere Lager begeben hatte. Hitlers Tätigkeit als Stratege war damit im wesentlichen zu Ende. Mehr und mehr griff er von nun an in die operativen Entscheidungen, oft bis in taktische Einzelheiten ein, um durch seinen unbändigen Willen zu erzwingen – was nach seiner Meinung die Generale nicht begreifen wollten –, daß man stehen oder fallen müsse, daß jeder freiwillige Schritt zurück vom Übel sei.*" Auch

Otto Günsche erinnert sich daran, daß Hitler gegen Kriegsende vermehrt mit Details befaßt war, erklärt dies aber ebenfalls mit der durch die Kriegssituation bedingten Einengung der Möglichkeiten sowie mit dem wachsenden Mißtrauen gegenüber den maßgeblichen Militärs (persönl. Mitteilung).

Angesichts dieser Entwicklung können wir in der Neigung Hitlers, sich gegen Kriegsende zunehmend mit Details zu beschäftigen, keine formale Denkstörung erkennen. Der "Starrsinn" Hitlers gilt Heston (1979, S. 43 f) ebenso als Teilerscheinung dieser psychiatrischen Kategorie wie die Eintönigkeit seiner Gesprächsthemen, der wir uns im folgenden Abschnitt zuwenden werden, sowie ferner seine angeblich vermehrte Ablenkbarkeit, die wir im Zusammenhang mit der Konzentrationsfähigkeit bereits abgehandelt haben (s. oben). Schließlich will Heston das Phänomen des "disorganized thinking" (S. 44) zwei Episoden entnehmen: Einmal handelt es sich dabei um eine Textpassage aus den Speerschen Erinnerungen (Speer 1969, S. 369 f) mit Bezug auf eine von Speer erbetene und von ihm als Ermutigung gedachte Ansprache Hitlers vor etwa hundert Vertretern der Rüstungsindustrie am 26. Juni 1944: *"Bei seiner Rede, in der er sich der Sache nach an meine Stichworte hielt, machte Hitler einen gehemmten Eindruck. Er versprach sich oft, stockte, brach Sätze ab, ließ Übergänge vermissen und verwirrte sich gelegentlich. Die Rede war ein Zeugnis für seinen erschreckenden Erschöpfungszustand. Gerade an diesem Tage hatte sich die Lage an der Invasionsfront so verschlechtert, daß die Einnahme des ersten großen Hafens, Cherbourg, nicht mehr zu verhindern war ..."* Es folgen dann einige z.T. wörtliche Ausführungen Hitlers. Dabei heißt es u.a.: *"Hitler ließ seiner Vorliebe für geschichtsphilosophische Theorien, für vage Entwicklungskonzepte freien Lauf, versicherte verworren, 'daß die schöpferische Kraft nicht nur gestaltet, sondern auch dann das Gestaltete in ihre Verwaltung nimmt. Das ist der Ursprung dessen, was wir mit dem Begriff Privatkapital oder Privatbesitz oder Privateigentum überhaupt bezeichnen'."* Schließlich schreibt Speer: *"Hitler erhielt während seiner ruhelos ungeordneten Rede kaum Beifall. Wir alle waren wie vor den Kopf geschlagen."* Die letzte Bemerkung scheint sich weniger auf einen verworrenen als auf einen deprimierenden Inhalt zu beziehen, denn es heißt in der Ansprache – so Speer – weiter: *"Wenn der Krieg verlorenginge, meine Herren, dann brauchen Sie keine Umstellung (auf Friedenswirtschaft) vornehmen. Dann bleibt nur, daß jeder einzelne sich seine private Umstellung vom Diesseits zum Jenseits überlegt: ob er das persönlich machen will oder ob er sich aufhängen lassen will oder ob er verhungern will oder ob er in Sibirien arbeiten will – das sind die einzigen Überlegungen, die dann der Einzelne zu machen braucht."* Eine im eigentlichen Sinne formale Denkstörung können wir im Gegensatz zu Heston auch aus dem ausführlicheren, hier nur in Teilen wiedergegebenen Text der Ansprache nicht ableiten. Das zweite und letzte von Heston herangezogene Beispiel ist das bereits ausführlich zitierte inoffizielle Vernehmungsprotokoll des HNO-Arztes Dr. Giesing (BArch g) über die Begegnung mit Hitler im Februar 1945 (s. S. 13). Im offiziellen Protokoll (BArch b, S. 18) findet sich kein Hinweis auf eine entsprechende Beeinträchtigung. Es heißt sogar: *"Flow of words was coherent and speech relevant."* Die Begleitärzte Hitlers äußerten sich im gleichen Sinn (BArch a, c, S. 18), vor allem aber auch Dr. Morell, der Hitler bis wenige Tage vor dem Tod beobachten konnte (BArch d, S. 10).

Als inhaltliche Denkstörung wertet Heston (1979, S. 45) das zunehmende Mißtrauen, das wir bei den besonderen primärpersönlichen Eigenschaften Hitlers besprechen wollen. Gleiches gilt für die von Heston (S. 47 f) ab 1942 unterstellten Größenideen (s. S. 54ff).

Allgemeinere Beurteilungen der intellektuellen Fähigkeiten:

Die einzigen Äußerungen, die für einen intellektuellen Abbau sprechen könnten, stammen – ähnlich wie dies für die Gedächtnisfunktionen gilt – aus der Sekundärliteratur und den von Herausgebern bearbeiteten Erinnerungen der Sekretärinnen. So heißt es nach Christa Schroeder (1985, S. 198) über die letzten Lebensmonate in Berlin: *"Die Dinge, über die er jetzt noch gern diskutierte, wurden von Mal zu Mal platter und uninteressanter. Er sprach nicht mehr über Kirche, Rassenprobleme, wirtschaftliche und politische Fragen, von nordischem und deutschem Wesen, vom alten Griechenland oder vom Werden und Vergehen des römischen Staatsvolkes. Er, der sich leidenschaftlich für alle naturwissenschaftlichen Probleme, für Zoologie und Botanik und die Entwicklung des Menschengeschlechtes interessiert hatte, sprach in den letzten Monaten nur noch über Hundedressur, Ernährungsfragen und die Dummheit und Schlechtigkeit der Welt."* Diese Formulierungen wurden offenbar aus dem von Zoller (1949, S. 231) herausgegebenen Buch übernommen. An anderer Stelle lesen wir in den Christa Schroeder zugeschriebenen Erinnerungen (1985, S. 273): *"Der geistige Verfall konnte ebenfalls nicht mehr länger verborgen bleiben. Seine Unterhaltung war auf ein erschreckendes Niveau herabgesunken."* Zum gleichen Zeitraum nun Luftwaffenadjutant v. Below (1980, S. 404): *"Nach der täglichen Lagebesprechung nahm Hitler oft in einem kleinen Schreibzimmer der alten Reichskanzlei in Gesellschaft seiner Sekretärinnen eine Tasse Tee. Zu den Gesprächen in diesem Kreise wurde ich gelegentlich zugezogen. Hitler erörterte dabei Themen, die nichts mehr mit der allgemeinen Lage zu tun hatten, wohl auch, um sich abzulenken."* Diese Deutung v. Belows wird von Gerda Christian, die Hinweise auf einen *"geistigen Verfall"* bei diesen Teegesprächen nicht registrieren konnte, ausdrücklich bekräftigt (persönl. Mitteilung). Daß die im kleinen Kreis – also ohne Anwesenheit der Generale – berührten Themen auch in der Vorkriegszeit anspruchslos, ja zuweilen *"verblüffend eng"* waren, wird von Speer (1969, S. 48, 104, 108, 134, 143) mehrfach hervorgehoben; im Jahre 1942 im Führerhauptquartier habe sich dann das Niveau der – z.T. überlieferten (Jochmann 1982; Picker 1977) – Tischgespräche im Kreise der Militärs vorteilhaft von dem in der Reichskanzlei unterschieden (Speer 1969, S. 252), während 1943 beim nächtlichen "Abendtee" im kleinen Kreis wieder die *"Subalternität"* der Themen auffiel, was von Speer jetzt aber als Folge einer erniedrigten *"Reizschwelle"* Hitlers gedeutet wurde (S. 310).

Gegen einen globalen Abbau der Intelligenz während der letzten Lebenswochen sprechen zahlreiche Äußerungen von Zeitzeugen, so wenn Goebbels (1977, S. 206) am 12.3.1945 "sehr glücklich" darüber ist, *"daß der Führer sich körperlich, seelisch und geistig in einer so außerordentlich frischen und widerstandsfähigen Form befindet"*, wenn Generalfeldmarschall Kesselring (1953, S. 386) und Generaloberst Guderian (1979, S. 402) noch bis in die letzte Lebensphase Hitlers von der *"geistigen Spannkraft"*, dem *"regen Geist"* beeindruckt sind, wenn Speer (1969, S. 461) ihn selbst während der letzten Lebenstage noch *"auf der Höhe der [intellektuellen] Situation"* findet, wenn v. Below (1980, S. 416) urteilt: *"Geistig wirkte er noch keineswegs verfallen, sondern ganz da und völlig unverändert"* und Linge (1982, S. 269) meint: *"Bis zu dem Augenblick, in dem er seine Pistole nahm und sie an seine rechte Schläfe hielt, um seinem Leben selbst ein Ende zu setzen, war er ohne Abstriche Adolf Hitler."* Diesem Urteil schließt sich auch der ehemalige Persönliche Adjutant Günsche an (persönl. Mitteilung). Lediglich der Staatssekretär Otto Meissner (1950, S. 609) hatte bei einer letzten Begegnung am 13. März 1945 den Eindruck *"eines geistig völlig zusammengebrochenen Staatsführers"*. Und Walter Frentz meinte, daß in den letzten Lebensmonaten Hitlers auch die *"geistige Frische"* nachgelassen habe, konnte dies aber nicht näher präzisieren und sah darin die Folge der *"negativen Entwicklung der Gesamtsituation"* (persönl. Mitteilung). Revidierend wirkt hier aber noch ein weiteres Urteil. Der chirurgische Begleitarzt Dr. Brandt hat sich im Sommer 1945 ausführlich darüber geäußert, was ihm Dr. Morell und einige höhere Militärs in der gemeinsamen Gefangenschaft über ihre Eindrücke mitgeteilt hatten. In seinem Bericht (BArch f, S. 66) heißt es: *"Insbesondere lehnt M. irgendeine Form oder irgendeinen Entwicklungszustand einer Form einer Geisteskrankheit ab. Seine Angaben über Orientiertheit in Raum und Zeit, über das Gedächtnis, über Dispositionen und Entscheiden, decken sich mit den Mitteilungen der Herren der Wehrmacht, die noch bis zuletzt mit Hitler gemeinsam zu arbeiten hatten. Es wurde insgesamt die Klarheit betont und auf die Sorgfalt hingewiesen, mit der die Überlegungen vorgenommen wurden."* Auch in diesem Zusammenhang sei nochmals auf die sog. Bormann-Diktate verwiesen (Hitlers politisches Testament 1981). Sie liefern keinerlei Anhaltspunkte für eine globale Beeinträchtigung intellektueller Funktionen. Nach Baumgarten (1981) soll C.J. Burckhardt im Hinblick auf ihre Lektüre von einer *"wunderlichen Faszination"* gesprochen und im Vergleich mit einer persönlichen Begegnung am 10. August 1939 geäußert haben: *"Am Anfang und am Ende der genau gleiche Mann, dasselbe Gehirn."*

Schlußfolgerung:

Eine organisch bedingte Beeinträchtigung intellektueller Funktionen läßt sich aus den herangezogenen Quellen nicht ableiten.

Zur Frage affektiver Störungen

Depressivität:

Eine Neigung zu Verstimmbarkeit mit depressiver Tönung gehört offenbar zu den primärpersönlichen Zügen Hitlers: An mehrfache, offenbar nicht immer eindeutig reaktive Verstimmungen, an *"gefährliche"* oder gar *"kritische Depressionen"* des 16- bis 20jährigen Hitler erinnert sich sein Jugendfreund Kubizek (1975, S. 69, 125, 128), dessen Unzuverlässigkeit in einigen Details und zeitlichen Zuordnungen zwar durch Jetzinger (1956) nachgewiesen werden konnte, ohne daß aber die beeindruckenden und offenbar kaum beschönigenden Erinnerungen an eher negative Persönlichkeitszüge des jugendlichen Hitler damit zu entkräften wären. Reaktive depressive Verstimmungen aus der Frühzeit, etwa nach dem gescheiterten Putsch 1923 oder dem Tod der Nichte Geli Raubal, sind mehrfach von den Biographen überliefert (Fest 1973, S. 274, 445 f; Heiden 1936, S. 196 f, 370; Maser 1971, S. 316 f, 326; Toland 1981, S. 250 f, 350 f). Dabei sei einschränkend darauf hingewiesen, daß den laienhaft verwendeten Bezeichnungen "Depression" oder "depressiv" seitens Zeitzeugen wie Biographen selbstverständlich nicht der Rang einer psychopathologischen Zuordnung einzuräumen ist.

Über eine in den letzten Lebensjahren vermehrte depressive Verstimmbarkeit berichten weder Memoirenliteratur noch Primärquellen. Die betreuenden Ärzte Hitlers kennzeichnen ihren Patienten nach ihrer Gefangennahme lediglich übereinstimmend als *"emotionally labile"* (BArch a, b, c, S. 18; d, S. 10), wobei v. Hasselbach noch hinzufügt *"that Hitler's mental endurance was astonishing, and that he loved to be merry and gay"*. Analysiert man die täglich oft wiederholt angefertigten Notizen des Leibarztes Dr. Morell (BArch e) über seine Tätigkeiten und Beobachtungen bei Hitler, so finden sich allenfalls folgende Hinweise auf eine traurig gefärbte Verstimmung: *"22.8.44 Junge [Hitlers Diener] tot [gefallen]; daher F. schon 2 - 3 Tage unter starkem seelischen Druck, dessen Ursache ich nicht ergründen konnte."* – *"17.2.45 Seit 4 - 5 Tagen ist der Pat. äußerst nachdenklich, macht einen müden, unausgeschlafenen Eindruck."* Besonders die Eintragung vom 22.8.1944 läßt darauf schließen, daß derartige Erscheinungen in der Regel von einem Ereignis ableitbar waren, daher als reaktiv und nicht als freisteigend einzustufen sind. Die befragten, zum "inneren Kreis" Hitlers gehörenden Zeugen konnten sich weder an eine phasenhafte noch an eine anhaltende depressive Symptomatik erinnern (Christian, Günsche, persönl. Mitteilungen). Gerda Christian weiß lediglich über eine ihn regelmäßig an den Weihnachtstagen heimsuchende depressiv wirkende Veränderung zu berichten. Er habe sich dann für ein bis zwei Tage zurückgezogen (persönl. Mitteilung). Nach dem amerikanischen Psychiater Heston (1979, S. 45 ff) sollen bei Hitler ab Herbst 1942 pathologische Stimmungsschwankungen – teils hypomanisch, teils depressiv gefärbt – vorgelegen haben, die der Autor mit seiner Hypothese des Amphetamin-Abusus begründet, einer Annahme, der wir mit gutem Grund widersprechen mußten (Gibbels 1989). Immerhin konstruiert Heston mindestens drei "möglicherweise pathologische" depressive Phasen: Die erste datiert er von Januar bis März 1943 – nach Stalingrad –, wobei Morell gemäß den Äußerungen des schwedischen Journalisten Pihl bei Hitler ein manisch-depressives Irresein diagnostiziert und ihn deswegen mit Hormonen behandelt haben soll. In den Morellschen Tagesnotizen findet sich für diese Zeit kein Hinweis auf eine depressive Symptomatik und die Gabe eines Hormonpräparates "Orchikrin" nur für den 15.1.1943 (BArch e). Nach Heston soll sich im Frühjahr Hitlers Stimmung wieder gebessert haben, d.h. er sei wieder hypomanisch geworden. Auch dafür fehlt eine Entsprechung in den Morellschen Eintragungen. Die Notiz vom 24.3.1943, nach der Hitler bei Föhn morgens zwar über starke Kopfschmerzen geklagt hatte, sich später aber wohlbefand, wird man kaum in diesem Zusammenhang verwerten können: *"Nach dem Essen in angeregter Unterhaltung bis um 1/2 3 am Kamin (ohne Feuer) u. f. fr. Luft gesorgt. F. erklärte mir mehrfach, daß er sich wohlfühle."* Aus Hitlers Bemerkung bei der Lagebesprechung vom 31.8.1944 (Heiber 1962, S. 620) *"Wenn mein (Leben beendet) worden wäre, wäre es für mich persönlich – das (darf ich sagen) – nur eine Befreiung von Sorgen, schlaflosen (Nächten und einem) schweren Nervenleiden gewesen"*, ähnlich so auch von General Heusinger (1950, S. 365) überliefert, konstruiert Heston eine zweite depressive Phase und schließlich aus Tränen in Hitlers Augen im März 1945 – nach Speer (1969, S. 460) – eine dritte. Über die genannten Zeiträume liegen tägliche Aufzeichnungen von Morell (BArch e) vor, ohne daß daraus der mindeste Anhalt für eine depressive Symptomatik zu entnehmen wäre. Sie sind auch nicht durch entsprechend phasenhaft abgesetzte Änderungen von Vitalfunktionen wie Schlaf und Appetit zu erhärten. Heston (1979, S. 46) stützt seine Hypothese mit der Bemerkung, daß der von ihm befragte Linge, der maßgebliche Diener Hitlers, sich ebenfalls an depressive Episoden erinnere. Linge wird aber von Günsche hinsichtlich seiner intellektuellen Fähigkeiten als schlicht charakterisiert und bereit, vielem zuzustimmen, was man in ihn hineinfragte (persönl. Mitteilung). Ähnlich urteilt auch Frentz (persönl. Mitteilung), weniger nachsichtig die langjährige Führersekretärin Christa Schroeder (1985, S. 274 f). Hitler selbst meinte (Jochmann 1982, S. 227): *"Linge ist ein guter Kerl, aber nicht so intelligent, und er vergißt viel."* Es geht daher wohl kaum an, Linge als ausschlaggebenden Gewährsmann für eine depressive Symptomatik in Anspruch zu nehmen, zumal da die übrigen Quellen keine entsprechenden Hinweise liefern. Sorgen und niedergedrückte Stimmung haben stets einen nachvollziehbaren Anlaß, so wenn Goebbels (zit. n. Bullock 1959, S. 673) im März 1942 schreibt: *"Ich bemerke, wie er schon sehr grau geworden ist und wie schon seine Erzählung über die Sorgen des Winters [vor Moskau] ihn stark gealtert erscheinen läßt"* oder wenn es nach Christa Schroeder (1985, S. 272) heißt, daß Hitler kurz vor dem Attentat des 20.7.1944 von *"bangen Ahnungen"* befallen wurde und von der Sorge um einen fehlenden Nachfolger, wenn ihm jetzt – seit dem 6. Juni war die Invasion im Gange – etwas zustoße.

Von einer a n h a l t e n d e n traurig gefärbten Verstimmung während der letzten Lebensjahre kann ebenfalls keine Rede sein. Heston (1979, S. 46) zitiert hier sogar im Widerspruch zu seiner Theorie eine offenbar persönliche Information von Speer, wonach Hitler nach dem Beginn des Jahres 1943 nie mehr depressiv gewesen sei, und eine ähnliche von Linge, nach der Hitler *"as usually highly optimistic"* zu bezeichnen war. In seinen "Erinnerungen" schreibt Speer (1969, S. 305), der als Rüstungsminister ab Februar 1942 immer wieder engen Kontakt mit Hitler hatte, daß er sich zwischen Frühjahr 1942 und Sommer 1943 *"mitunter deprimiert"* geäußert, von da an jedoch selbst in verzweifelten Lagen meist zuversichtlich gezeigt habe. Daß Hitlers Stimmung in den letzten Lebenstagen nach dem Zusammenbruch aller Fronten und der beginnenden Einschließung von Berlin mehrfach wechselte (v. Below 1980, S. 416), was auch von den befragten Augenzeugen bestätigt wurde (Christian, Günsche, persönl. Mitteilungen), daß Christa Schroeder (1985, S. 273) bei ihrer Verabschiedung in der Nacht vom 20. auf den 21. April 1945 *"das Bild eines vollkommen gebrochenen Menschen"* vor sich hatte, *"der nicht mehr imstande war, einen Ausweg aus seiner Lage zu finden"*, und auch Speer (1969, S. 482 ff) Hitler am 23.4.1945 in niedergedrückter, resignierter, aber gefaßter Stimmung vorfand, erlaubt angesichts der realen Umstände keine Deutung in Richtung eines organischen Psychosyndroms. Insgesamt können wir aus den uns vorliegenden Quellen somit weder Hinweise auf eine phasenhafte noch auf eine chronische organische Depressivität gewinnen.

Euphorie:

Bei ihrer Vernehmung durch US-Offiziere sprachen sich Dr. Brandt, Dr. Giesing und Dr. v. Hasselbach übereinstimmend gegen eine pathologische Euphorie aus (BArch a, S. 13; b, c, S. 12). Dr. Morell (BArch d) ging auf dieses Symptom nicht ein. Aus seinen Aufzeichnungen (BArch e) und den weiteren von uns herangezogenen schriftlichen Zeugnissen sowie den Befragungen (Christian, Frentz, Günsche, persönl. Mitteilungen) ergeben sich keine Anhaltspunkte für eine organische Euphorie. Recktenwald (1963, S. 41 f) möchte den angeblichen "veitstanzähnlichen Freudensturm" anläßlich des französischen Waffenstillstandsangebots im Juni 1940, von manchen Autoren später als "Freudentanz" bezeichnet (Stolk 1968), als pathologischen Affektausbruch werten. Nach eigener Kenntnis der gefilmten Szene in der Deutschen Wochenschau Nr. 512 bestand dieser "Freudensturm" jedoch nur aus einer kurzen, beide Arme und das rechte Bein einbeziehenden, freudig-triumphierenden Ausdrucksbewegung, die für die aktuelle Situation vollkommen nachvollziehbar wirkt. Wenn Speer (1969, S. 426) in den ersten Neujahrsstunden 1945 Hitler in seinem westlichen Hauptquartier, von dem aus er die Ardennenoffensive leitete, umgeben vom engeren champagnertrinkenden Kreis als den einzigen antraf, der *"auch ohne stimulierendes Getränk, trunken und von einer chronischen Euphorie erfaßt"* war, scheint dies eher Folge eines irrealen Hitlerschen Wunschdenkens zu sein, auf das wir noch eingehen werden. Jedenfalls vermochte Hitlers *"gläubiger Optimismus"*, in jenen Stunden seine Umgebung in eine *"zunehmende Sorglosigkeit zu versetzen"*. Wie es zu diesem Zeitpunkt die Ardennenoffensive war, die Hitlers Hoffnungen neu belebte, so bewirkte offenbar noch im April 1945 die Idee eines Flankenangriffs in einen amerikanischen Stoßkeil – mit dem Ziel, den Gegner in Panik zu versetzen und ihn dann aus Westdeutschland zu vertreiben – bei Hitler kurzfristig eine *"euphorische Laune"* (Speer 1969, S. 463 f). In beiden Fällen handelte es sich damit also nicht um eine "freisteigende" pathologische Euphorie.

Reizbarkeit:

Eine Neigung zu vermehrter Reizbarkeit ist schon für den frühen Hitler verbürgt, so durch Kubizek (1975, S. 163) oder den Weggenossen der "Kampfzeit" Otto Strasser (1948, S. 92), der 1939 im Exil schrieb: *"In seinem Normalzustand ist er ebenso schwach wie ungeduldig, reizbar, übellaunig..."* Speer (1969, S. 307) erinnert sich an eine *"permanente Schärfe und Gereiztheit"* in den letzten Lebensjahren, was von Otto Günsche und Gerda Christian, die Hitler täglich sahen und erlebten, nicht bestätigt werden konnte (persönl. Mitteilungen). Gerda Christian betont in diesem Zusammenhang die erstaunliche Geduld, die er angesichts der jahrelangen beschränkten und kargen Lebensverhältnisse in den Führerhauptquartieren – von Generaloberst Jodl (IMT Bd XV, S. 325) als *"eine Mischung zwischen einem Kloster und einem Konzentrationslager"* gekennzeichnet – einschließlich der Wochen im Bunker an den Tag gelegt habe. Nie habe sie eine Mißfallensäußerung gehört (persönl. Mitteilung). Auch die Notizen Morells (BArch e) sprechen gegen eine anhaltende vermehrte Reizbarkeit, während durchaus Hinweise auf *"schlechte Laune"*, *"schlechte Stimmung"* oder *"Verärgerung"* im Laufe der Jahre immer wieder einmal auftauchen, dann jedoch meist motiviert werden: *"wegen Lage"*, *"Ostlage"*, *"Dresden"* u.ä. Keitel schreibt die gerade im Sommer und Herbst 1942 zutagetretende *"unverträgliche Reizbarkeit"* Hitlers dem heißen, Hitler nach Morells Meinung nicht zuträglichen Klima zu wie auch der unausgesprochenen Einsicht der gegnerischen Überlegenheit (Görlitz 1961, S. 308). Walter Frentz dagegen meint sich an eine vermehrte Reizbarkeit in kritischen militärischen Situationen zu erinnern (persönl. Mitteilung). Nach der Sekretärin Christa Schroeder (1985, S. 198) soll etwa ab Januar 1945 eine anhaltende, mehr gereizte Verstimmung bei Hitler bestanden haben, woran sich die jetzt befragten Zeitzeugen aus seiner engsten Umgebung nicht erinnern können (Christian, Günsche, persönl. Mitteilungen). Allerdings habe Hitler nach Günsche in dieser letzten Phase mehrfach gereizt auf ungünstige Meldungen reagiert (persönl. Mitteilung). Bei den Teegesprächen habe man von derartigen Verstimmungen jedoch nichts bemerken können (Christian, persönl. Mitteilung). Zudem empfand Speer (1969, S. 474 f) im Widerspruch zu seiner eigenen früheren Aussage (s. oben) Hitler in den letzten Lebenswochen *"zugänglicher"*, *"liebenswürdiger und privater"* als zuvor. Aus den verfügbaren Quellen läßt sich somit eine organisch bedingte vermehrte Reizbarkeit für die letzten Lebensjahre nicht ableiten.

Explosivität und Abschwächung der Steuerungsfunktionen:

Die Neigung zu vehementen zornig getönten Affektausbrüchen – nach de Boor (1985, S. 75) Ausdruck einer äußerst niedrigen Frustrationstoleranz – durchzieht Hitlers gesamte Biographie und ist somit primärpersönlich verankert. Nach Dietrich (o.J., S. 27) habe Hitler selbst einmal bei Tisch geschildert, wie er als Knabe vor Wut sogar ohnmächtig geworden sei, als er dem Vater gegenüber nicht das letzte Wort behalten habe, ein Ereignis, das Recktenwald (1963, S. 80, 91) wenig überzeugend als Petit-mal-Zustand deutet. Dr. Huemer, Hitlers Klassenlehrer ab 1902/03, beschrieb den *"entschieden, wenn auch einseitig begabten"* Knaben, der sich *"wenig in der Gewalt hatte"*, als *"widerborstig, eigenmächtig, rechthaberisch und jähzornig"* (Jetzinger 1956, S. 105). Mehrere Beispiele für Zornausbrüche des Jünglings, wobei oft *"der Gefühlsaufwand in keinem Verhältnis zur Geringfügigkeit der Sache stand"*, liefert Hitlers Jugendfreund Kubizek (1975, S. 21, 23, 69, 163, 165, 213). Besonders kennzeichnend die "Servus-Episode" in Linz, ein Erlebnis mit dem 15jährigen Hitler (S. 23): *"Ein junger Bursch, etwa gleich alt wie wir, segelte um die Ecke, ein etwas geckenhaft ausstaffiertes pausbäckiges Herrchen. Er erkannte in Adolf seinen ehemaligen Mitschüler wieder, blieb stehen, grinste vor Freude über das ganze Gesicht und rief: 'Servus, Hitler!' Dabei faßte er ihn vertraulich am Rockärmel und fragte in ehrlicher Teilnahme, wie es ihm gehe. Ich war darauf gefaßt, daß Adolf dem Schulkameraden ebenso freundlich antworten würde, nachdem er doch so viel auf gutes höfliches Benehmen hielt. Aber meinem Freund stieg die Zornesröte ins Gesicht. Ich kannte diese Veränderung in seinem Antlitz bereits von anderen Anlässen her und wußte, daß sie nichts Gutes bedeute. 'Das geht dich einen Dreck an!' schrie er ihm erregt in das Gesicht und stieß ihn derb zurück. Dann faßte er mich am Arm und setzte mit mir seinen Weg fort, ohne sich um den anderen zu kümmern, dessen betroffenes Gesicht mit den zuckenden roten Pausbacken mir noch heute vor den Augen steht. 'Alles künftige Staatsdiener!' sagte Adolf, noch immer wütend, zu mir, 'und mit solchen Kreaturen bin ich in einer Klasse gesessen!' Es dauerte lange, bis er sich beruhigt hatte."* Zumal in Zeiten, während derer Hitler sich in seinen Erwartungen getäuscht sah – so anläßlich der verfehlten Aufnahme an der Akademie in Wien –, konnte "der geringste Anlaß" zu "wütenden Zornesausbrüchen führen" (Kubizek 1975, S. 163).

Für die Zeit des ersten politischen Wirkens berichtet Otto Strasser (1948, S. 91): *"Eines Tages wird er sich der niederschmetternden Wirkung seiner Zornesausbrüche bewußt. Von diesem Augenblick an dienen ihm Zorn und Schreien als Waffen."* Anders der frühere Stabschef der SA Dr. h.c. Otto Wagener, wie Strasser später in Ungnade gefallen. In englischer Kriegsgefangenschaft erinnert er sich an die gemeinsamen Jahre mit Hitler von 1929 bis 1932 (Turner 1978, S. 305): *"Gerade dieses ihm von den andern allmählich erst anerzogene überhebliche Selbstgefühl, das früher nicht vorhanden, jedenfalls noch nicht in dieser Form in Erscheinung getreten war, brachte es mit sich, daß er eine Mißachtung seiner Person oder den Versuch, im Beisein anderer ihn auf einen von ihm selbst begangenen Irrtum oder Fehler hinzuweisen, als ein Vergehen ansah, das nicht schwer genug geahndet werden konnte. Das Schlimmste war natürlich eine Handlung oder die Vorbereitung zu einer Aktion, die seinen Gedanken und Absichten bewußt zuwider lief, oder gar eine Organisation und Verabredung mit anderen, die darauf hinausliefen, seine Pläne zu sabotieren oder ihn gegen seinen Willen zu irgend etwas zu zwingen. In solchen Fällen konnte er in eine Empörung und Wut geraten, wobei ihm die Zornesader auf der Stirn von der Nasenwurzel bis in den Haarwuchs hinein geradezu furchterregend blau anschwoll und seine*

Stimme sich überschlug, daß man glauben konnte, Angst um sein Leben haben zu müssen, – aber auch um das eigene –, und daß man aus Achtung vor diesem sonst so außergewöhnlichen Mann vermied, einen solchen Ausbruch herbeizuführen, oder ihn schweigend über sich ergehen ließ. ... Diese Anfälle waren jedoch selten und es ist eigenartig, daß Hitler selbst sie fürchtete, zumal er nachher stets sichtbar zusammenbrach und Mittel nehmen mußte, um sich wieder zu beruhigen. Häufig wurde diese Eigenschaft als Ausdruck eines despotischen Willens bezeichnet. Bei einer Persönlichkeit wie Hitler mußte das auch gelegentlich so erscheinen. Aber in Wirklichkeit ist es wohl mehr die Äußerung eines krankhaften Zwangsgefühls, das irgendwie mit Drüsenfehlern zusammenhängt, wodurch die Hemmungen der Erziehung, des Anstandes und bei Hitler außerdem der eigenen sonst grenzenlosen Gutmütigkeit ausgeschaltet sind. Diese recht störenden Vorfälle sind meines Erachtens deshalb nicht als Charakterzug, sondern als biologische Mangelerscheinungen zu werten."

Mit dieser Auffassung ist Wagener – soweit wir sehen – der einzige Zeuge, der sich offen für eine mangelnde Steuerungsfähigkeit in diesem Zusammenhang ausspricht. – Aus dem Jahre 1932 schildert Hanfstaengl (1980, S. 270) einen weiteren typischen Vorfall: *"Nach der Lektüre der letzten ... Ausgabe des 'Völkischen Beobachters' sprang er auf und verlangte brüllend, mit Rosenberg in München telefonisch verbunden zu werden. Irgendein Artikel hatte sein Mißfallen erregt. Als er Rosenberg am anderen Ende der Leitung hatte, sparte er nicht mit Injurien und verlangte von ihm, daß der Verfasser des Artikels sofort nach Mecklenburg kommen solle, um sich persönlich bei Hitler zu verantworten. Auf Rosenbergs Einwand, der Mitarbeiter liege krank im Bett und könne nicht reisen, steigerte sich Hitlers Wut noch; aber nicht mehr gegen Rosenberg, sondern völlig unmotiviert gegen den neben ihm stehenden Otto Dietrich, der mit der Redaktion des 'Völkischen Beobachters' nicht das geringste zu tun hatte. Als Dietrich versuchte, Einwände zu machen, wurde Hitler noch ausfallender – eine Szene von beklemmender Peinlichkeit."*

Nach der Machtübernahme wird Diels (o.J., S. 43), der damalige Polizeipräsident Berlins, Zeuge *"hemmungsloser, aber unwiderstehlicher Ausbrüche"* und schildert u.a. einen *"haltlosen"* haßerfüllten Erregungszustand (S. 253): *"Fliegenden Atems, in einer Mischung von pathetischem Diktat und keuchendem Stöhnen, gab er sich seinen wilden Phantasien hin."* Einen weiteren entsprechenden Bericht für das Jahr 1933 lieferte der ehemalige Danziger Senatspräsident Rauschning (1973, S. 80 f): *"Ich habe Hitler damals zum erstenmal toben und schimpfen hören. Er gebärdete sich wie ein ungezogener Knabe. Er zeterte in schrillen hohen Tönen, stampfte mit dem Fuß auf, schlug mit den Fäusten auf Tisch und Wände. Schaum vor dem Munde, im maßlosen Jähzorn keuchte und stammelte er so etwas wie: 'Ich will nicht! Alle weg! Verräter!' Es war beängstigend, ihn anzusehen. Die Haare zerzaust um das Gesicht, stiere Augen, das Gesicht verzerrt, puterrot. Ich fürchtete, daß er umfallen müsse, daß der Schlag ihn treffen würde. Aber plötzlich war alles vorbei. Er ging im Zimmer umher. Er räusperte sich, er strich sich ein paarmal die Haare, sah sich etwas scheu, mißtrauisch um, warf ein paar prüfende Blicke auf uns."* Einige Details dieser Passage müssen sich beim Vergleich mit allen übrigen unmittelbaren Schilderungen der Hitlerschen Explosivität den Verdacht einer Übertreibung gefallen lassen. Rauschning verliert aus dem gleichen Grund weiter entschieden an Glaubwürdigkeit, die ihm übrigens von dem Historiker Schieder (1972) ebenso ausdrücklich attestiert wird, wie Hänel (Schoeps 1985) sie ihm abstreitet, wenn er dem Leser folgende weitere Textstelle (S. 272) zumutet: *"Was ich selbst erlebte, was mir Bekannte mitteilten, war der Ausdruck einer Hemmungslosigkeit bis zum totalen Persönlichkeitszerfall. Sein Schreien und Toben, Füßestampfen, alle die Ausbrüche seines Jähzornes, die Ausbrüche eines ungebärdigen, verzogenen Kindes: das war trotz seiner grotesken und schauerlichen Art nicht Wahnsinn. Obwohl es schon bedenklich ist, wenn ein alter Mensch an die Wände trommelt, stampft wie ein Pferd im Stall an der Kette, oder sich auf den Fußboden wirft."*

Für das Jahr 1934 erinnert sich derselbe Gewährsmann jetzt etwas gemäßigter (S. 66): *"Im engsten Kreise ließ Hitler sich gehen. Ich hörte ihn schreien und mit Füßen stampfen. Der geringste Widerspruch brachte ihn zu Wutausbrüchen."* Und als Erklärung fügt er jetzt einen Eindruck hinzu, den schon Strasser (s. oben) gewonnen hatte: *"Offenbar begann damals die Periode, in der er durch wohlberechnete Wutausbrüche seine Umgebung in Verwirrung setzte und kapitulationswillig machte. Man begann Furcht vor seiner Unberechenbarkeit zu haben."* Daß er durch einen gespielten leidenschaftlichen Ausbruch im Februar 1938 Schuschnigg zum Nachgeben gebracht habe, soll Hitler nach Speer (1969, S. 111) selbst erzählt haben. Und Speer fügt hinzu: *"Manche hysterisch wirkenden Reaktionen, über die berichtet wird, dürften auf solche Schauspielerei zurückzuführen sein."* Als der Chefdolmetscher des Auswärtigen Amtes Paul Schmidt (1949, S. 297) am 25.3.1935 zum ersten Mal für Hitler dolmetschte, und zwar bei einer Unterredung mit Sir John Simon und Anthony Eden, erlebte er sogleich auch den ersten Zornausbruch Hitlers: *"Bei der Nennung Litauens fuhr Hitler zum ersten Male während der Besprechung wütend auf. 'Mit Litauen wollen wir überhaupt nichts zu tun haben', rief er mit zornig funkelnden Augen. Er schien plötzlich ein anderer geworden zu sein. Ein solch unerwartetes Heftigwerden habe ich bei ihm in der Folgezeit noch öfter erlebt. Fast übergangslos wurde er ärgerlich. Seine Stimme nahm einen heiseren Klang an, die R's rollten und die Faust ballte sich, während seine Augen Blitze zu schleudern schienen. 'Wir werden unter keinen Umständen mit einem Staat, der die deutsche Minderheit in Memel mit Füßen tritt, an einem Pakt teilnehmen.' Ebenso überraschend wie der Sturm gekommen war, verschwand er auch wieder. Von einer Sekunde zur anderen wurde Hitler der ruhige, formvollendete Unterhändler, der er vor dem Litauen-Intermezzo gewesen war. Seine Erregung war übrigens verständlich..."* Kubizek (1975, S. 273) erinnert sich, daß er bei dem Versuch, seinen Jugendfreund Hitler nach dem "Anschluß" Österreichs in Linz am 8. April 1938 nach fast 20 Jahren wiederzusehen, von Albert Bormann über einige Details der Jugendzeit befragt wurde. Dabei *"klagte Bormann über die Zornesausbrüche Hitlers, denen kein Mensch begegnen könne"*. Der schwedische Industrielle Dahlerus (1981, S. 135), der 1939 in letzter Minute vor Kriegsausbruch noch zwischen England und Deutschland zu vermitteln trachtete, schildert ausführlich einen Erregungszustand, bei dem Hitler *"mit gellender Stimme und wilden Gesten"*, für die es übrigens in den sonstigen Quellen keine Entsprechungen gibt, England zum Kampf herausforderte: *"Er wurde immer erregter, begann die Arme zu bewegen, und schrie, während er direkt neben mir stand. 'Wenn England ein Jahr kämpfen will, so werde ich ein Jahr kämpfen; wenn England zwei Jahre kämpfen will, so werde ich zwei Jahre kämpfen.' Hier machte er eine Pause und schrie dann mit noch gellenderer Stimme und wilderen Gesten: 'Wenn England drei Jahre kämpfen will, werde ich drei Jahre kämpfen...' Nun folgten den Armbewegungen Körperbewegungen und als er am Schluß laut schrie: 'Und wenn es erforderlich ist, will ich zehn Jahre kämpfen', schwenkte er seine geballte Faust und beugte sich so weit vor, daß diese fast den Boden berührte. Die Situation war äußerst peinlich."*

Diese Schilderungen der "prämorbiden" Hitlerschen Explosivität wurden absichtlich so ausführlich wiedergegeben, um sie mit denen während der letzten Lebensjahre vergleichen zu können. Zweifellos lieferte die Kriegssituation vermehrten Anlaß zu Zornausbrüchen und Erregungszuständen. Aber selbst bei einer allgemein noch günstigen strategischen Lage im Jahre 1940 kommt es nach General Warlimont (1978, S. 95), dem stellvertretenden Leiter des Wehrmachtführungstabs im Führerhauptquartier, zu *"Szenen kopfloser Erregung"*, wobei er an anderer Stelle (S. 111) entsprechende Eintragungen in das von Halder, Chef des Generalstabs des Heeres, verfaßte Tagebuch zitiert und mit der Bemerkung glossiert: *"In den Teppich hat Hitler, wie hier ein für allemal festgestellt sei, auch bei diesem Anlaß n i c h t gebissen, schon deswegen nicht, weil keiner da war."* Von dieser ironischen Wendung abgesehen, muß auch hier noch einmal betont werden, daß sich für derart groteske Verhaltensweisen weder in der Memoirenliteratur noch nach der Befragung der Augenzeugen auch nur die geringsten Hinweise finden und sie somit dem Bereich der Legende angehören. Leider werden von Lange-Eichbaum und Kurth (1967, S. 381 ff) solche Absurditäten ebenso wie manches andere

Unqualifizierte über Hitler kolportiert. Als Quelle für das "Teppichbeißen" – wie übrigens schon für den "Krampfanfall" im Februar 1932 (vgl. Gibbels 1989) – wird einmal die gleichlautende Textstelle in Lange-Eichbaums Monographie "Nietzsche – Krankheit und Wirkung" (1947, S. 84) angegeben – dort ohne Hinweis auf die Herkunft der Information –, zum anderen der Aufsatz eines italienischen Psychiaters in einer italienischen Zeitschrift aus dem Jahre 1944 (Dalma 1944), der sich hinsichtlich "Convulsioni" und "Mangiatappeti" auf die bereits erwähnten abstrusen Passagen bei Rauschning (1973) – Erstveröffentlichung 1940 in Zürich – bezieht.

Mehrere z.T. heftigste Wutausbrüche Hitlers sind für die nächsten Kriegsjahre durch die Memoirenliteratur verbürgt, und zwar durchweg im Zusammenhang mit strategischen und taktischen Problemen. Beispielhaft seien genannt etwa die von Keitel (Görlitz 1961, S. 291) berichtete *"maßlose Erregung"* wegen der nicht befohlenen Rückverlegung eines Frontabschnitts im Osten um die Jahreswende 1941/42, die von Warlimont (1978, S. 260) zitierten Tagebuchvermerke Halders vom Juli 1942 bei der Einleitung der Schlacht von Stalingrad über einen *"Tobsuchtsanfall mit schwersten Vorwürfen"* und über *"krankhaftes Reagieren auf Augenblickseindrücke"*, ferner die von Speer (1969, S. 253) beschriebene Erregung über die unnötige Besteigung und "Einnahme" des Elbrus, des höchsten Berges des Kaukasus, durch eine Gebirgsjägereinheit am 22.8.1942, als sich die Offensive hier schon festgefahren hatte: *"Oft habe ich Hitler wütend gesehen; selten aber brach es so aus ihm heraus wie bei dieser Nachricht. Stundenlang tobte er, als sei sein gesamter Feldzugsplan durch das Unternehmen ruiniert worden."* Auch Generalfeldmarschall Keitel (Görlitz 1961, S. 305 f) schildert im Zusammenhang mit diesen Kämpfen um die Gebirgsausgänge zum Schwarzen Meer, wie Hitler bei der Meldung, sein Befehl sei nicht ausführbar, die Fassung verlor und einen *"unbeschreiblichen Wutausbruch"* bot, den Keitel nur mit der *"latenten Vertrauenskrise"* und der *"krankhaften Einbildung"* begründen konnte, *"die Generale konspirierten gegen ihn und wollten, unter seines Erachtens fadenscheinigen Gründen, seine Befehle sabotieren"*. Über eine *"hochgradige Erregung, die keine Grenzen kannte"*, und ein Sich-gehen-lassen wegen der angeblich absichtlich unterbliebenen Benachrichtigung über einen gescheiterten Angriff auf einen Geleitzug berichtet Großadmiral Raeder (1957, Bd 2, S. 285 ff) vom Januar 1943.

Nur ausnahmsweise werden Situationen beschrieben, bei denen nichtmilitärische oder -politische Fragen den Anlaß gaben. So schildert der Chirurg Sauerbruch (o.J., S. 366 f) für den Sommer 1942 eine Szene, wonach Hitler ihm die Zutraulichkeit seiner Schäferhündin Blondi übelgenommen hat, eine Episode, die im übrigen nach Hitlers Architekt Giesler (1977, S. 407 f) s o ganz und gar nicht stattgefunden haben soll, obwohl Speer (1969, S. 314) über ähnliche Erfahrungen berichtet. Diese Diskrepanzen lassen wieder einmal Vorsicht aufkommen gegenüber allzu dramatischen Schilderungen, möglicherweise aber auch gegenüber deren Dementi. Vom Pressechef Dr. Dietrich (o.J., S. 225) stammt der Hinweis auf eine *"stundenlange Ekstase, die ihn den ganzen Tag geradezu arbeitsunfähig machte"*, im Zusammenhang mit dem von der Presse nicht genügend gewürdigten Tod des Opernsängers Manowarda [am 23.12.1942]. Auch das zuletzt genannte Beispiel ist insofern bemerkenswert, als der zornige Affekt offenbar unangemessen lange angehalten haben soll.

Generalfeldmarschall v. Manstein (1979, S. 316 f), von November 1942 bis Ende März 1944 als Oberbefehlshaber einer Heeresgruppe unmittelbar unter dem Befehl Hitlers stehend, erwähnt in einer kritischen Analyse Hitlers auch die Wutanfälle: *"Es bleibt noch zu schildern, wie sich die bei Hitlers Einstellung zu Fragen der militärischen Führung unvermeidlichen Auseinandersetzungen zwischen ihm und den hohen militärischen Führern abspielten, soweit ich aus eigenem Erleben darüber berichten kann. In manchen Schilderungen sehen wir bei solchen Auseinandersetzungen einen tobenden Hitler, dessen Wutanfälle Schaum auf seinen Lippen erscheinen lassen und der gelegentlich auch in einen Teppich beißt. Daß es bei ihm Wutausbrüche gegeben hat, in denen er jede Selbstbeherrschung verlor, ist sicherlich wahr. Ich selbst habe jedoch nur einmal, als Zuhörer, den erwähnten Zwischenfall zwischen Hitler und Generaloberst Halder erlebt, bei dem Hitler laut und taktlos wurde. Auch ent-*

sprach der Ton, in dem er mit Keitel umging, nicht dessen Stellung. Offenbar aber hat Hitler genau gefühlt, wie weit er dem einen oder dem anderen seiner Gesprächspartner gegenüber gehen und wo er sich durch einen – vielleicht oft bewußt gespielten – Wutausbruch einen Einschüchterungserfolg versprechen konnte. Was meine persönliche Erfahrung im Umgang mit Hitler betrifft, so muß ich sagen, daß er – auch wenn unsere Ansichten einander widersprachen bzw. aufeinanderplatzten – die Form gewahrt und auf sachlicher Ebene geblieben ist. Als er ein einziges Mal mit einer Bemerkung mir gegenüber unsachlich und persönlich wurde, hat er meine recht scharfe Replik schweigend hingenommen."

Für die gesamte Kriegszeit dürfen bei der Bewertung dieser Schilderungen wichtige Umstände nicht außer acht gelassen werden: der Zuwachs an Macht und Verantwortung, die Konfrontation mit Erfolgen wie Mißerfolgen wirkten modifizierend auf die primärpersönlich bedingt niedrige Reizschwelle Hitlers ein. Eindeutige psychopathologische Folgerungen sind daher aus den bisherigen Zitaten u.E. nicht abzuleiten. Somit ist auch die Frage, ob die Erregbarkeit im Sinne der Explosivität in der letzten Lebensphase weiter zugenommen hat, schwer zu beantworten. Hier vor allem fehlt die Vergleichbarkeit der Umstände. Wenn von einigen Memoirenschreibern, die Hitler im übrigen nur sporadisch sahen, von einer zunehmenden (Schellenberg 1979, S. 98) oder häufigen (Speer 1969, S. 474) Erregbarkeit die Rede ist, so wird die Zunahme entsprechend auslösend wirkender Situationen in der immer auswegloseren Kriegslage nicht berücksichtigt. Dies gilt auch für den amerikanischen Psychiater Heston (1979, S. 39 ff), der zumindest ab Herbst 1942 einen "morbid anger" diagnostiziert mit "disproportionate time and intensity", "intermittency" und "unpredictability". Diese Kennzeichen haben, wie wir zeigen konnten, bei Hitler seit jeher gegolten, daher werden sie von Recktenwald (1963, S. 37 ff, 43) auf eine kindliche Enzephalitis bezogen, eine Meinung, mit der wir uns bereits in Zusammenhang mit der neurologischen Differentialdiagnose auseinandergesetzt haben (Gibbels 1989) und die später auch in dieser Arbeit noch einmal aufgegriffen werden muß (s. S. 84ff).

Suchen wir in der Memoirenliteratur nach konkreten Beispielen der Hitlerschen Explosivität für die letzten Lebensmonate, so findet sich bei Dr. Best (1988, S. 131), dem "Reichsbevollmächtigten" für das besetzte Dänemark, die Schilderung einer Begegnung mit Hitler am 5. Juli 1944 auf dem "Berghof", wohin er wegen des Kopenhagener Generalstreiks befohlen worden war: *"Dann machte er mir die schärfsten Vorwürfe, weil ich gegen seinen Befehl vom 30.12.1943 hätte Terroristen kriegsgerichtlich aburteilen lassen ... Wenn der von ihm befohlene Gegenterror wirksam angewendet worden wäre, so wäre es nicht so weit gekommen ... In steigender Erregung warf er mir Ungehorsam gegen seine Befehle vor und schrie wiederholt, er werde mich abberufen und einsperren. Als H. schließlich einmal eine Atempause machte, frage ich brüsk: 'Darf ich nun auch etwas sagen?' Da starrte er mich einen Augenblick verblüfft und wütend an, – dann schrie er: 'Ich will nichts hören. Raus!' Ich verließ den 'Berghof' mit dem erschütternden Eindruck: der Führer des um seine Existenz ringenden Deutschen Reiches ist geistig nicht mehr normal. Denn sowohl die hemmungslose Wut wie auch die stereotype Wiederholung sinnloser Argumente bewiesen einen unnormalen Seelen- und Geisteszustand."* Generaloberst Guderian (1979, S. 310), der vom 21.7.1944 bis 28.3.1945 als Chef des Generalstabs des Heeres Hitler täglich erlebte, schreibt mit Bezug auf die Zeit nach dem Attentat vom 20. Juli 1944: *"Er verlor oft die Selbstbeherrschung und ließ sich in seinen Ausdrücken immer mehr gehen."* Speer (1969, S. 416) schildert vehemente Reaktionen bei Auseinandersetzungen über den Einsatz und die Produktion von Jagdflugzeugen im August 1944.

Ein häufig zitiertes weiteres beeindruckendes Beispiel findet sich bei General v. Choltitz (1951, S. 223), dem "Retter von Paris", für denselben Monat: *"Schließlich kam Hitler auf den 20. Juli. Ich erlebte den Ausbruch einer haßerfüllten Seele. Er schrie mir zu, daß er froh sei, die gesamte Opposition mit einem Schlage gefaßt zu haben, und daß er sie zertreten würde. Er redete sich in unsinnige Aufregung hinein, der Geifer lief ihm buchstäblich aus dem Munde. Er zitterte am ganzen Körper, so daß der Schreibtisch, an den er sich klammerte, ebenfalls in*

Bewegung geriet. Er war in Schweiß gebadet, und seine Erregung steigerte sich noch, als er rief, daß jene Generale 'baumeln' würden. Mich überkam die Gewißheit: ich hatte einen Wahnsinnigen vor mir! Das Bewußtsein, daß der Bestand unseres Volkes in der Hand eines Verrücktgewordenen lag, der die Lage nicht mehr übersah, sie einfach (wie ich damals annahm) nicht sehen w o l l t e, der seinen eigenen Suggestionen unterlag, lastete mit ungeheurer Schwere auf mir. Bisher war noch kein sachliches Wort über meine zukünftige Aufgabe gefallen."
Bei dieser Schilderung ist übrigens die offenbare Zunahme der parkinsonistischen Symptomatik unter der affektiven Belastung hervorzuheben. Generaloberst Guderian (1979) liefert gleichfalls mehrere Hinweise auf die Explosivität, so nach der – entgegen Hitlers Befehlen – kampflosen Preisgabe der Festung Lötzen, der bestarmierten Festung Ostpreußens, Ende Januar 1945 (S. 363); anläßlich des hinter Hitlers Rücken zwischen Guderian und Ribbentrop erörterten Waffenstillstandsersuchens an der Westfront ebenfalls Ende Januar 1945 (S. 367 f); in den ersten Februartagen bei einer Auseinandersetzung über die Räumung Kurlands (S. 374 f) und am 13.2.1945 anläßlich eines von Guderian aufrechterhaltenen Widerspruchs in der Frage, wer die von der Heeresgruppe Weichsel durchzuführenden Operationen zu leiten habe (S. 375 ff). Hierzu heißt es: *"So ging es durch zwei Stunden in unverminderter Heftigkeit. Mit zorngeröteten Wangen, mit erhobenen Fäusten stand der am ganzen Leib zitternde Mann vor mir, außer sich vor Wut und völlig fassungslos. Nach jedem Zornesausbruch lief Hitler auf der Teppichkante auf und ab, machte dann wieder dicht vor mir halt und schleuderte den nächsten Vorwurf gegen mich. Er überschrie sich dabei, seine Augen quollen aus ihren Höhlen und die Adern an seinen Schläfen schwollen. Ich hatte mir fest vorgenommen, mich durch nichts aus der Ruhe bringen zu lassen und nur immer wieder meine unerläßlichen Forderungen zu wiederholen. Das tat ich nun mit eiserner Konsequenz ... Ich blieb kalt und unerschütterlich. Kein Ausbruch Hitlers blieb unbeantwortet. Er sollte merken, daß mich seine Toberei unberührt ließ, und er merkte es ... Er setzte sich auf seinen Stuhl, bat mich neben sich und sprach: 'Bitte, fahren Sie in Ihrem*

Vortrag fort. Der Generalstab hat heute eine Schlacht gewonnen.' Dabei lächelte er sein liebenswürdigstes Lächeln. Es war die letzte Schlacht, die ich gewann, und nun war es zu spät! Nie hatte ich eine solche Szene erlebt. Nie hatte ich Hitler so ohne jedes Maß toben sehen."

Otto Günsche, der an allen Lagebesprechungen teilnahm, gibt an, sich auch an diese Szene genau erinnern zu können. Wie so viele Darstellungen, sei auch diese überzogen. In seinen Augen habe es sich um eine allerdings besonders harte und daher eher ungewöhnliche Auseinandersetzung gehandelt, von Hitlers Seite aber lediglich um die temperamentvolle Reaktion eines leidenschaftlichen Menschen. Von zunehmendem Mißtrauen erfüllt, sei Hitler allerdings mit der Zeit empfindlicher geworden. Von einer generellen Zunahme der Erregbarkeit auch bei nichtigen Anlässen habe er jedoch nichts bemerkt (persönl. Mitteilung). Gerda Christian äußert sich hier im gleichen Sinne, schränkt ihre Aussage aber insofern ein, als sie militärischen Besprechungen nie beigewohnt habe (persönl. Mitteilung). Kehren wir zu den Memoirenschreibern zurück: Der Luftwaffenadjudant v. Below (1980, S. 411) gibt für den 22.4.1945 anläßlich widersprüchlicher Meldungen der Oberbefehlshaber der um Berlin kämpfenden Armeen folgende Schilderung: *"Hitler erregte sich sehr."* Und nun folgt ein Umstand, der für die Steuerungsfähigkeit der affektiven Ausbrüche bei Hitler auch noch in dieser letzten Phase spricht: *"Er befahl allen Anwesenden bis auf Keitel, Jodl, Krebs und Burgdorf, das Besprechungszimmer zu verlassen, und ließ dann eine wütende Kannonade gegen die Führer des Heeres und ihre 'langjährige Verräterei' vom Stapel. Ich saß vor der Tür im Nebenraum und bekam fast jedes Wort mit. Es war eine furchtbare halbe Stunde. Nach diesem Ausbruch war er sich aber über das Ende im klaren ... Er, Hitler, werde in Berlin bleiben und sich das Leben nehmen."* Die offenbar letzte affektive Eruption ereignete sich laut Speer (1969, S. 485 f) am 23.4.1945 nach dem Eintreffen des Telegramms, in dem Göring fragte, ob er entsprechend der Nachfolge-Regelung die Gesamtführung des Reiches übernehmen solle. Etwas anders liest sich das Ereignis bei v. Below (1980, S. 412 f) und bei Flugkapitän Baur (1956, S. 268). Nach

Speer ein apathischer Hitler, der sich noch zu einem *"Gewitter"* aufraffte, nach v. Below ein sich in Gesprächen um die Intentionen Görings bemühender Hitler, der *"in etwa doch Verständnis für Görings Haltung aufbrachte"*, und auch nach Baur ein dieses Telegramm *"nicht allzu tragisch nehmender"* Hitler, der Göring die Unkenntnis der lokalen Verhältnisse zugute hielt.

Wie schon aus einigen Zitaten erkennbar, war Hitler meistens in der Lage, seine affektgetönten Ausbrüche sogar unmittelbar zu bremsen, ein Umstand, der u.E. für intakte Steuerungsfunktionen spricht, nach Recktenwald (1963, S. 40) aber gerade als Beweis für einen pathologischen Wutparoxysmus herangezogen wird. Die in unseren Augen rasch wiederhergestellte Selbstkontrolle bezeugt Speer (1969, S. 189) für 1941 nach der Nachricht über den Englandflug von Hess. Weitere Beispiele hierzu finden wir bei Guderian für den 7.12.1943 (1979, S. 285) sowie bei Speer (1969, S. 486) sogar noch für den 23.4.1945. Der einzige Arzt, der sich zu Hitlers Explosivität gegenüber den vernehmenden US-Offizieren äußerte, war Dr. v. Hasselbach: *"Hitler's state of excitement was more of a psychogenic nature"* (BArch c, S. 12) und: *"Patient generally appeared to be calm and deliberate – but on occasion he reacted with a vehement attack of anger, which subsided and disappeared quite rapidly"* (S. 18). Der Stenograph Gerhard Herrgesell, der noch bis zum 22.4.1945 die Lagebesprechungen Hitlers festzuhalten hatte, gab etwa 14 Tage später einem Korrespondenten der amerikanischen Zeitschrift "Time" ein Interview, dessen richtige Wiedergabe er später bestätigte (Schramm 1982, S. 1696 f): *"During all this time participants in this conference were changing constantly. Hitler himself was generally composed. Every time he really began to get angry or excited, he would quickly get himself under control again. His face was flushed and red, however, and he paced the floor almost constantly, walking back and forth, some times smacking his fist into his hand. But of all the participants at all the conferences, the Führer was generally the one who kept his nerves best under control."* Und hier haben wir der Schilderung über die Explosivität Hitlers das gerade Gegenteil anzufügen: seine zumindest gelegentlich ebenso vorhandene Fähigkeit zur Selbstbeherrschung, *"eine der bemerkenswertesten Eigenschaften Hitlers"*, so Speer (1969, S. 111). Sie bewies sich gerade in den dramatischsten Situationen, etwa anläßlich einer von Keitel geschilderten tatsächlich krassen Insubordination Guderians Ende 1941 (Görlitz 1961, S. 291 f), ferner am 6. Juni 1944 (Speer 1969, S. 365), dem Tag der Invasion an der Kanalküste, sowie während der folgenden Wochen, als *"drei Fronten im Westen, im Osten und in der Luft zusammenbrachen ... Seine Umgebung bewunderte die Fassung, die er in kritischen Momenten bewahrte"* (Speer 1969, S. 367). So konnte er auch im Herbst 1944, ja noch im März und April 1945 Katastrophenmeldungen wider Erwarten ruhig entgegennehmen (de Maizière 1989, S. 105; Speer 1969, S. 414, 463). Ähnlich Flugkapitän Baur (1956, S. 257): *"Eine Besprechung jagte die andere. Die ewigen Sitzungen dauerten bis in die frühen Morgenstunden hinein. Hitlers Zornesausbrüche wurden häufiger: Er wurde manchmal sehr laut, tobte, schrie und schimpfte. Dies war besonders heftig der Fall, wenn er annahm, daß gegen seine Befehle und Anordnungen gehandelt worden war. Trotz allem aber hatte ich oft Gelegenheit, seine Selbstbeherrschung zu bewundern. Es war eine irrsinnige Zeit in den Betonräumen unter der Reichskanzlei. Hiobsmeldungen kamen in diesen Tagen oft genug. Es kamen eigentlich nur schlechte Meldungen – Meldungen, die von neuen Rückschlägen, von neuen Katastrophen sprachen. Wenn irgendeine Nachricht Hitler besonders nahe ging, dann krampfte er die Hände auf dem Rücken zusammen, lief erhobenen Kopfes zehn- bis fünfzehnmal mit langen Schritten durch das Zimmer, bis diese Art Krampfzustand sich plötzlich löste und das Gesicht wieder normal wurde. Hitler setzte dann die Unterredung fort, als sei er wenige Minuten vorher nicht völlig am Ende seiner Kraft gewesen."* Auch nach Christa Schroeder (1985, S. 75) heißt es: *"Hitler blieb aber bis zum Schluß Herr über seine Gefühle. Traf z.B. im Laufe einer privaten Unterhaltung eine Hiobsbotschaft ein, so verriet nur die Bewegung seiner Kinnbacken innere Bewegung, und er setzte die Unterhaltung mit Ruhe fort. Ich erinnere mich z.B. an die Nachricht von der Zerstörung der Möhne- und der Edertalsperre, durch die große Teile des Ruhrgebiets überschwemmt wurden. Hitlers Ge-*

sicht war beim Lesen der Meldung zu Stein geworden, aber das war auch alles." Während Hitlers letzter Lebenstage beeindruckte *"die Fassung, mit der er dem Ende entgegensah"* (Speer 1969, S. 475). Auch Generalfeldmarschall Keitel (Görlitz 1961) betonte Hitlers *"klare und sachliche Entscheidungen"* sowie die Herrschaft über die Gemütsbewegung beim Lagevortrag am 20.4.1945 (S. 343), Hitlers letztem Geburtstag, neun Tage vor seinem Selbstmord, sowie zwei Tage später die *"mit großer Bestimmtheit"* und *"ohne jede erkennbare Erregung"* von Hitler erneut dargelegte Entscheidung, bis zum Ende in Berlin zu bleiben (S. 350 f).

Zumal angesichts der Häufung belastender Situationen während der letzten Kriegsjahre läßt sich damit eine organische "Zuspitzung" der primärpersönlichen Explosivität Hitlers keinesfalls sichern, wenn auch nicht eindeutig ausschließen.

Affektinkontinenz nach Art vermehrter Rührseligkeit:

Für den frühen Hitler wird die Neigung zu übersteigerten affektiven Äußerungen nicht nur in Richtung von Zorn und Wut, sondern auch von Rührseligkeit durch Strasser (1948, S. 90) geschildert: *"Bald stellt er fest, daß seine Tränendrüsen ihm nach Belieben zu Diensten stehen: Hitler heult vorsätzlich und im Übermaß."* Bei der Nachricht über die Wahlniederlage im Jahre 1932 heißt es (S. 167): *"Er brach in Tränen aus. Wie jedesmal, wenn er eine Schlappe erlitt, ließen ihn seine Nerven im Stich."* Obwohl Strasser nicht in allen Details glaubwürdig ist, weist die Göring angesichts schwieriger Situationen zugeschriebene lakonische Bemerkung *"Der Hitler muß her und muß weinen"* in die gleiche Richtung (Jetzinger 1956, S. 240). Für die Jahre nach der Machtergreifung und die erste Kriegszeit waren in der dieser Studie zugrundegelegten Literatur kaum entsprechende Hinweise zu finden. Hier ist allenfalls der ehemalige Reichsbankpräsident Dr. Schacht (1953, S. 471) zu zitieren, der bei der Bitte um seine Entlassung im Jahre 1937 von Hitler zum Bleiben gedrängt wurde: *"Ich blieb deshalb auch dann noch kühl, als Hitler mir schließlich mit wirklichen*

Tränen im Auge versicherte: 'Aber, Schacht, ich liebe Sie doch'." Für Februar 1942 berichtet Speer (1969, S. 214) von einer rührseligen Reaktion Hitlers anläßlich der Totenfeier für Dr. Todt, für April 1942 ähnlich Picker (1977, S. 200) anläßlich der neunten Niederkunft von Frau Bormann. Speer (1969, S. 460) schreibt dann über einen seiner letzten Besuche im Führerbunker: *"... seine Augen füllten sich, wie so oft jetzt, mit Wasser."* Im Gegensatz hierzu war es jedoch Speer, der nach seinen eigenen Worten (S. 488) beim endgültigen Abschied von Hitler die Fassung verlor, während dieser *"keine Regung"* zeigte: *"Seine Worte kamen so kalt wie seine Hand."* Otto Günsche kann sich an Anzeichen von Rührseligkeit bei Hitler nicht erinnern. Habe es einmal zu Sentimentalitäten verleitende Situationen gegeben, seien Tränen allenfalls in den Augen des einen oder anderen der umstehenden Offiziere, niemals aber in denen Hitlers erschienen (persönl. Mitteilung). Gerda Christian und Walter Frentz geben ebenfalls an, entsprechende Reaktionen bei Hitler nie gesehen zu haben (persönl. Mitteilungen).

Schlußfolgerung:

Eine primärpersönlich bedingte Neigung zu depressiv oder mehr gereizt getönten Verstimmungen läßt eine eindeutige Zunahme während der letzten Lebensjahre nicht erkennen. Im Hinblick auf die Hitler ebenfalls seit jeher eigene Explosivität ist der Verdacht auf eine pathologische Zunahme zwar nicht mit letzter Sicherheit auszuräumen, angesichts der Häufung besonders belastender Situationen allerdings auch keineswegs zu beweisen. Für eine allgemeine organisch bedingte Affektinkontinenz ergibt sich kein Anhalt.

Zur Frage von Antriebsstörungen

Eine auffällige offenbar primärpersönliche Eigenschaft Hitlers war die Neigung zu intermittierend auftretenden, für die Umgebung unmotiviert und "apathisch" anmutenden Zuständen. Recktenwald (1963, S. 86 f) sieht darin "bradyphrene Phasen eines postenzephalitischen Zustandes", eine Deutung, der wir uns auch in diesem Zusammenhang nicht anschließen können. Nach Jaspers (1946, S. 118 f) wäre an "periodische Schwankungen der Aufmerksamkeit" als "Schwankungen des Bewußtseins bis zur völligen Abwesenheit" zu denken, wie man sie u.a. auch bei "Psychopathen" beobachten könne. Diese Eigenart Hitlers unter den Antriebsstörungen abzuhandeln ist dementsprechend durchaus anfechtbar, soll aber wegen der Vieldeutigkeit des Phänomens trotzdem beibehalten werden. Otto Strasser (1948, S. 91) erlebte den Hitler der Kampfzeit nach einem längeren Monolog wie folgt: *"Dann fiel er in tiefes Schweigen, der Kopf senkte sich, seine Schultern fielen ein. Er glich einem alten, verbrauchten Mann, der von der Rolle, die er soeben gespielt hatte, völlig erschöpft zu sein schien. Wir verließen ihn, ohne ein Wort zu sagen."* Nach der Machtübernahme traf der Berliner Polizeipräsident Diels (o.J., S. 43) den neuen Reichskanzler *"oft in Phasen der Ermattung, in denen er wie leblos vor sich hinstarrte"*, an. Für die frühen dreißiger Jahre wie auch für die Zeit vor Kriegsausbruch erinnert sich ebenfalls Speer (1969) an nächtliche Teerunden, bei denen Hitler *"vor sich hin schwieg"*, *"brütend ins Kaminfeuer starrte"* (S. 104), oder an Zustände mit *"phasenweiser Abwesenheit"* (S. 306). Ähnlich der ehemalige Danziger Senatspräsident Hermann Rauschning (1973, S. 272): *"Und dann wieder konnte man ihn viertelstundenlang apathisch dasitzen sehen, ohne ein Wort, ohne die Augen aufzuschlagen, auf eine fürchterliche Art in den Zähnen stochernd: hörte er überhaupt zu, war er geistesabwesend?"* Auch Botschafter Hewel – als Verbindungsmann zum Reichsaußenminister ständig im Führerhauptquartier – beschreibt Hitler als *"zeitweise abwesend, versunken, zurückgezogen"* (Schenck 1985, S. 156). Hier ist zu fragen, ob solche Zustände, deren Dauer offenbar zwischen Minuten und Stunden schwankte, nicht auch eine besondere Okkupation durch bestimmte Gedanken und Vorstellungen widerspiegeln könnten. Jedenfalls bieten die vorhandenen Quellen keinen Anhalt für eine Zunahme derartiger Erscheinungen während der letzten Lebensjahre, sofern nicht die Beobachtungen Speers (1969) in diese Richtung gedeutet werden, der Hitler für 1943 zwar einerseits ein nicht nachlassendes, ja in der Folgezeit sogar zunehmendes Interesse für seine alten Linzer Baupläne bescheinigt (S. 310) und ihn "unentwegt" in allen Frontabschnitten durch persönliche Befehle eingreifen sah (S. 317), ihn aber andererseits "wie abgestumpft und unbeteiligt" angesichts der riesigen Trümmer Münchens empfand (S. 312), ihn bei gemeinsamen Spaziergängen nicht seinem Begleiter, sondern lediglich dem Hund zugewandt erlebte und von Monat zu Monat eine zunehmende Schweigsamkeit registrierte, so daß die seltenen gemeinsamen Mittagessen "zu einer Qual" geworden waren (S. 313 f). Daß Hitler während der letzten Lebenstage nach v. Below (1980, S. 415) wiederholt "in Apathie verfiel" vermag angesichts der obwaltenden Umstände nicht als psychopathologisches Phänomen zu überzeugen, sondern ist eher als situativ bedingt zu bewerten.

Eine eigenartige, wenn auch nicht auf eine Antriebsstörung verdächtige Variante solcher Eindrücke finden wir bei dem "Reichsbevollmächtigten" für das besetzte Dänemark Dr. Best (1988, S. 128). Während einiger Besprechungen im ersten Kriegshalbjahr fand Best im Vergleich zu Begegnungen während der Vorjahre *"die schon früher beobachteten Veränderungen seines Äußeren und seines Wesens weiter fortgeschritten: er war noch mehr gealtert, noch finsterer, noch schroffer. Dazu erschien er mir außerordentlich nervös, was er durch ständiges Kratzen am Kopf und ähnliche Bewegungen an den Tag legte. Vor allem fiel mir eine merkwürdige geistige Abwesenheit auf, die ich von da an bei jeder weiteren Begegnung im Kriege immer wieder feststellte. Er schien, auch wenn er selbst sprach oder antwortete oder Befehle erteilte, im Geiste anderswo zu sein und blickte – im Gegensatz zu früher – an seinem Gegenüber vorbei oder durch es hindurch."* Auch anläßlich einer Begegnung am 26.10.1942 im Führerhauptquartier in Winniza fiel Best (S. 129) wiederum diese *"seine geradezu apathische Gei-*

stesabwesenheit auf. Auch während er – fließend und wohlformuliert wie immer – sprach, hatte ich den Eindruck, daß er mit seinen Gedanken anderswo weile". Bei der Verabschiedung *"gab er mir die Hand und sah mich wortlos in einer Weise an, als ob er durch mich hindurch auf etwas anderes blickte".*
Aus keiner einzigen von Zeitzeugen stammenden Äußerung läßt sich indessen eine durchgehende Verminderung des psychischen Tempos bei Hitler ableiten, wie sie für ein hirnorganisches Psychosyndrom typisch wäre. Dies gilt selbst für die letzten Lebensmonate. Der Pressechef Dr. Dietrich (o.J., S. 267) hebt hervor, daß nach dem Attentat das Zittern der linken Hand und die gebückte Körperhaltung zwar zunehmend auffielen, *"geistig jedoch trat die umgekehrte Reaktion ein, und zwar in Form einer starken Willenszusammenballung ... Er entwarf die Pläne für die letzte Westoffensive, um dort die Entscheidung zu suchen".* Auch Generaloberst Guderian (1979, S. 402) schließt an ähnliche Beobachtungen über den somatischen Zustand für die Zeit nach dem Attentat die Bemerkung an: *"Sein Geist allerdings blieb rege."* Der Mussolini-Befreier Skorzeny (1981, S. 223) war bei Begegnungen im September 1944 ebenfalls von der Diskrepanz zwischen körperlichem Zustand und *"seiner geistigen Regsamkeit und seinen immer noch leidenschaftlichen Reaktionen"* beeindruckt. Nach Linge (1982, S. 268) heißt es: *"So sehr er körperlich verbraucht und ausgelaugt war, so aggressiv und zupackend, blitzschnell reagierend war sein Geist."* Ähnlich erinnert sich der damalige Generalstabsoffizier de Maizière (1989, S. 105) an Eindrücke von Lagebesprechungen der letzten Kriegswochen: *"Aber so hinfällig Hitler auch zunächst erschien, das Bild änderte sich mit Beginn des Vortrages. Er hörte aufmerksam zu, griff oft und lebhaft in die Vorträge ein, stellte ergänzende Fragen. Wenn er zu sprechen begann, belebten sich Auge und Sprache. Sie bekamen Farbe, Energie, oft auch Schärfe."* Schließlich schreibt Kapitän z.S. Assmann (1953): *"Despite his physical collaps, his energy and will power remained unbroken to the end; it was amazing for those of us who witnessed this each day. He worked under strain into the early morning hours. The days were filled with continuous conferences and discussions on military, political, and econo-*

mic problems. To the very end, he preached impressively again and again to his entourage, perseverance, rigor, ruthlessness, and energy... He fought against his physical decline with unbelievable rigor and determination..." Nach Oven (1974, S. 588 f), Persönlicher Pressereferent von Goebbels, hat sich sein Chef am 25.2.1945 entsprechend geäußert: *"Aber wenn sein Körper auch zittrig ist ..., so lebt in diesem zittrigen Körper doch ein feuriger Geist."* Die befragten Augenzeugen aus Hitlers Umgebung haben Anzeichen einer Antriebsminderung gleichfalls nicht registrieren können (Christian, Frentz, Günsche, persönl. Mitteilungen).

Der Psychiater Recktenwald (1963, S. 82ff) ist – soweit wir sehen – der einzige, der sich für eine pathologische Antriebssteigerung ausspricht: "pathologische Drangzustände", die er allerdings schon aus den Schilderungen Kubizeks (1975) entnimmt und als "pathologisch dranghafte, völlig systemlose Weise seines Zeichnens, Malens, grotesk-phantastischen Architekturentwerfens" charakterisiert. Hier ordnet Recktenwald auch Hitlers "Lesewut", "Redegier", sein während der frühen Kampfjahre zeitweiliges "Kettenrauchen" (vgl. hierzu Jochmann 1982, S. 317) ein und das vom Pressechef Dr. Dietrich (o.J., S. 161f) bezeugte anfängliche "ruhelose Wanderleben". Von diesen "Eigenschaften" Hitlers, die wir eher primärpersönlich als psychopathologisch deuten möchten, ist in den letzten Lebensjahren nur die vielfach hervorgehobene Neigung zum Monologisieren übriggeblieben. Auf angeblich dranghafte Iterationen gehen wir absichtlich im Zusammenhang mit der Frage nach gleichzeitigen Bewußtseinsstörungen an anderer Stelle ein (s. S. 71f).

Schlußfolgerung:

Eindeutige Hinweise auf eine organisch bedingte Veränderung des Antriebs im Zusammenhang mit der somatischen Erkrankung sind nach den vorliegenden Quellen nicht gegeben.

Zur Frage von Veränderungen prämorbider Persönlichkeitszüge

Hitlers Ärzte sprachen sich gegenüber den vernehmenden US-Offizieren übereinstimmend gegen eine Persönlichkeitsveränderung aus (BArch a, S. 13; b, S. 12; c, S. 12; d, S. 7). Angesichts der fehlenden psychiatrischen Erfahrung muß dieses Urteil jedoch überprüft werden.

Hinsichtlich der Persönlichkeitszüge Hitlers seien hier nur solche herausgegriffen, bei denen nach laienhaften Äußerungen der engeren Umgebung Hitlers quantitative oder qualitative Veränderungen während der letzten Lebensphase vermutet werden könnten. Auf einige primärpersönliche Züge wie die Neigung zu Explosivität und Gereiztheit sowie auf die apathisch anmutenden Zustände sind wir bereits in anderem Zusammenhang eingegangen (s. S. 33, 34, 50). Weitere sollen hier abgehandelt werden.

Selbsttäuschung, Selbstüberschätzung und "Starrsinn":

Seit jeher bestand bei Hitler eine Neigung zu Selbsttäuschung und Selbstüberschätzung. Hierzu finden wir geradezu groteske Beispiele schon beim jungen, nicht einmal 20 Jahre alten Hitler in den Erinnerungen des Jugendfreundes Kubizek (1975), so die irrealen Hoffnungen im Zusammenhang mit der mehrjährigen heimlichen Liebe zu Stefanie, einem jungen Mädchen, dem er niemals auch nur vorgestellt worden war (S. 64 ff), den ausufernden Planungen nach dem Kauf eines unumstößlich als Haupttreffer ausersehenen Loses (S. 106 ff), die nur im Kopf oder auf dem Papier vollzogene Konzeption einer baulichen Umgestaltung von Linz (S. 100 ff), das Projekt eines *"mobilen Reichsorchesters"* (S. 212 ff) oder der Versuch, ohne wesentliche Kenntnisse auf dem Gebiet der Musik eine Oper zu komponieren (S. 200 ff). Kubizek schreibt (S. 100): *"... er steigerte sich um so intensiver in ein Projekt hinein, je weiter es von seiner Verwirklichung entfernt war."*

Auch nach Frank (1955, S. 38), dem ehemaligen Reichsjustizminister, zeigte sich schon im November 1923 *"jene später so furchtbar sich auswirkende Eigenschaft seines Charakters zu fanatischen Exzessen im Planen und Handeln, zu übersteigerten mit der wirklichen Machtlage nicht zu vereinbarenden Abenteuern, zu Selbsttäuschungen intensiver Art, zu sach- und zweckwidrigen Methoden"*. Demnach wäre zu fragen, was jene frühen Beobachtungen von denen der Spätphase des Krieges unterscheidet: wenn Speer (1969, S. 249) ab 1944 von *"utopischen Rüstungsprogrammen"* spricht; wenn Goebbels (1977, S. 433) etwa in seiner Tagebucheintragung vom 28.3.1945 schreibt: *"Man hat manchmal den Eindruck, als lebte er in den Wolken"*; wenn der Luftwaffenadjutant v. Below (1980, S. 403 f) sich daran erinnert, wie Hitler in jenen letzten Wochen *"immer wieder nach irgendeinem Ausweg aus der prekären Lage suchte, den die ständige Verschiebung imaginärer, jedenfalls kaum noch kampffähiger Truppen in immer neuer Zusammenstellung bewirken sollte. Die Vorstellungen Hitlers hatten keinen Bezug zur Wirklichkeit mehr"*; wenn Generalfeldmarschall Kesselring (1953, S. 387) vom April 1945 schreibt, daß Hitler *"von der Idee irgendeiner Rettungsmöglichkeit geradezu besessen war, daß er sich daran klammerte wie ein Ertrinkender an einen Strohhalm. Er glaubte m.E. mit Sicherheit an einen erfolgreichen Kampf im Osten, er glaubte an seine in Aufstellung begriffene 12. Armee, an verschiedene neue Waffen und vielleicht auch an das Zusammenbrechen der feindlichen Koalition. Alle diese Annahmen trogen; vom Beginn des russischen Angriffs an lebte Hitler immer mehr sich selbst abschließend und vereinsamt, nur mehr in einer irrealen Welt"*; und wenn sich schließlich v. Below (1980, S. 413 f) an den 26. April 1945 erinnert, drei Tage vor Hitlers Selbstmord, als Hitler Generaloberst Ritter v. Greim in das schon weitgehend von den Russen besetzte Berlin einfliegen ließ – wobei dieser verwundet wurde –, um ihn mit Görings Nachfolge zu betrauen: *"Hitler suchte Greim im Sanitätsraum auf und führte ein sehr offenes und freimütiges Gespräch mit ihm, das sich vornehmlich um Görings Verhalten drehte. Dann kam er auf die Aufgaben der Luftwaffe in den nächsten Tagen zu sprechen. Hitler erwartete ihr Eingreifen in der Schlacht um Berlin. Dabei war er nicht im Unklaren darüber, daß es faktisch keine kampffähigen Verbände gab. Mit diesem Befehl war der Höhepunkt seiner Selbsttäuschung erreicht. Hitler beförderte Greim zum Feldmarschall und ernannte ihn zum Oberbefehlshaber der Luftwaffe."*

Daß Hitler allerdings keineswegs der einzige war, der sich von der Wirklichkeit abwandte, bezeugt Speer (1969, S. 303), wenn er sogar von sich selbst für die letzten Kriegsjahre behauptet, daß er *"in keiner Periode frei von Trugbildern"* gewesen sei. Insgesamt haben die Memoirenschreiber und die sich auf deren Aussagen stützenden Hitler-Biographen in der Öffentlichkeit ein inzwischen festgefügtes Bild des während der letzten Lebensphase rettungslos in Selbsttäuschung verstrickten Diktators und obersten Feldherrn entstehen lassen. Daß dieses Bild die Wirklichkeit nur bedingt widerspiegelt und daß von einer pathologischen Zuspitzung dieses prämorbiden Persönlichkeitsmerkmals kaum auszugehen ist, erfährt der nüchterne Untersucher, wenn er in dem fast vollständig erhaltenen Stenogramm der "Mittagslage" vom 27. Januar 1945 (Heiber 1962, S. 820 ff) folgende Passagen (S. 824-826) in den anhand von Kartenmaterial vorgenommenen militärischen Erörterungen entdeckt: *"DER FÜHRER: Ich habe gleich gesagt, es hat gar keinen Sinn, daß man sich in etwas hineinhypnotisiert und sagt: Ich brauche es hier, folglich muß es auch so kommen. Letzten Endes muß ich mit den Dingen rechnen, wie sie sind. Der Aufmarsch einer wirklich beachtlichen Kraft vom Westen ist nun einmal vor 6 bis 8 Wochen nicht denkbar, weil es nicht geht. Wer etwas anderes sagt, der träumt, lebt in einem Wunschzustand, aber nicht in der Wirklichkeit... Es ist so: Wenn man in einen Gegner hineinstößt, der massiert ist, dann nützt der Begriff Panzerdivision gar nichts. Praktisch ist eine Panzerdivision dann nichts anderes als eine schlechte Infanteriedivision mit Sturmgeschützunterstützung und Panzerunterstützung. Sie ist gepanzerte Begleitartillerie, weiter ist sie nichts. Hier müssen wir auch jetzt von den Engländern und Amerikanern das lernen. Es muß bei uns jetzt mehr darauf geachtet werden... Hier muß er andere Verbände haben, sonst kann er nichts anfangen. Diese Division kann man leider nicht rechnen, das ist eine Illusion."*

Die Selbstüberschätzung, die offenbar schon eine wichtige Rolle bei der Hartnäckigkeit des Wunschdenkens spielt, spiegelt sich bereits in Hitlers Bauplänen von 1938 zumal für seinen privaten Wohnpalast wider (Speer 1969, S. 171 f). Nach dem schnellen Sieg in Frankreich wurde sein Selbstbewußtsein – so Speer (S. 184) – *"zunehmend hemmungsloser"*. Speer weist allerdings an anderer Stelle ausdrücklich auf den schuldhaften Anteil der Umgebung an der Selbstüberschätzung Hitlers hin (S. 257): *"Selbst eine beherrschtere und bescheidenere Persönlichkeit als Hitler wäre durch die unentwegten Hymnen, den ständig hereinprasselnden Beifall in Gefahr gekommen, alle Maßstäbe der Selbstbeurteilung zu verlieren."* Dieser wichtige Faktor ist von de Boor (1985, S. 361 ff) ausführlich erörtert worden. Der Ausgang des Attentats vom 20. Juli 1944 hatte Hitler zudem noch fester von seiner Berufung überzeugt. Assmann (1953) schreibt: *"The failure of his foes to eliminate him served to increase Hitler's belief in his calling, in his self-confidence, and in his overweening opinion of self. He responded with further hardness, inflexibility, much greater obstinacy and ruthlessness. Thus he rose to demoniac heights."* Für die Endphase des Krieges konstatiert Speer (1969, S. 368): *"Wenn an Hitler etwas Krankhaftes war, dann dieser unerschütterliche Glaube an seinen guten Stern."* Die Sekretärin Christa Schroeder (1985, S. 271) notierte 1945: *"Nachdem er mit verschiedenen Unternehmungen Erfolg gehabt, obwohl andere ihm davon abgeraten hatten, steigerte sich bei ihm das Gefühl seiner Unbesiegbarkeit bis zum äußersten. Es kam soweit, daß er überhaupt keinen Einwand mehr gelten ließ. Sein eiserner Wille, der ihm bereits in früheren Jahren gestattet hatte, ein bestimmtes Ziel zu erreichen oder einen bestimmten Entschluß durchzusetzen, entwickelte sich immer mehr zum Starrsinn. Äußerte jemand einen Zweifel, so wurde er der Kleinlichkeit bezichtigt. Hitler brauchte dann nur einige Beispiele anzuführen, bei denen er recht behalten hatte, um auch die Zweifler zu überzeugen."*

So speist die Selbstüberschätzung Hitlers zumindest zum Teil auch seinen sog. Starrsinn. Kubizek (1975, S. 44) sagte schon dem Jüngling als auffallendsten Charakterzug *"die unerhörte Konsequenz in allem, was er sprach und was er tat"* nach und *"etwas Festes, Starres, Unbewegliches, hartnäckig Fixiertes"*. Diese Neigung zum "Starrsinn" war nach Frank (1955, S. 38) auch für den Hitler von 1923 kennzeichnend: *"Er huldigte einer verbissenen Sturheit am Festhalten von einmal – wenn auch unter noch so objektiv bedenklichen Gegebenheiten – gefaßten Terminbestimmungen für Auslösung der Aktionen."* Der Pressechef Dietrich (o.J., S. 28 f) spricht von der absoluten Unnachgiebigkeit Hitlers, auf dessen große Entscheidungen und Entschlüsse niemand einen Einfluß nehmen konnte, und von *"der Tyrannei seines Willens"*, die *"im Maße seiner Macht wuchs und schließlich in Starrsinn überging"*. In der Memoirenliteratur ist wiederholt von diesem sich in den letzten Lebensjahren Hitlers verstärkenden *"Starrsinn"* die Rede, womit wohl meist das für die Umgebung nicht mehr nachvollziehbare Beharren bei einmal für richtig erkannten Beschlüssen und Vorstellungen gemeint ist, die oft den Charakter überwertiger Ideen annahmen. Dies gilt etwa im Hinblick auf die Judenvernichtung – hier alle Merkmale der von de Boor (1978, 1983) definierten "Monoperceptose" aufweisend –, das Konzept des "Lebensraums", die eigene Unfehlbarkeit, den – zumindest vorgegebenen – Glauben an den "Endsieg". Belege für eine Zunahme dieser Phänomene, die für den psychopathologisch Ungeschulten an "Wahn", "Irrsinn" oder "Verrücktheit" denken lassen, sind nicht auszumachen. Die in "Mein Kampf" (Hitler 1925, 1927) formulierten Grundsätze durchziehen die gesamte Biographie und finden ihren identischen Niederschlag ebenso in den überlieferten Monologen aus den Jahren 1941 bis 1944 (Jochmann 1982, Picker 1977) wie noch einmal am Lebensende in den sog. Bormann-Diktaten (Hitlers politisches Testament 1981) und dem "Politischen Testament" vom 29.4.1945, morgens 4 Uhr (IfZ F 19/7) kurz vor dem Selbstmord. Es handelt sich hier somit weder um eine abnorme Entwicklung noch um einen krankhaften Prozeß, sondern um ein konstantes persönliches Konzept.

Eine *"merkwürdige Änderung"* verzeichnete Speer (1969, S. 305) ab Sommer 1943: *"Je unausweichlicher jedenfalls die Entwicklung einer Katastrophe entgegenging, desto unbeweglicher wurde er; desto starrer war er davon überzeugt, daß alles, was er entscheide, richtig sei ... Zugleich war er geistig unbeweglicher geworden und kaum noch geneigt, neue Gedanken zu entwickeln."* Und an anderer Stelle (S. 307) heißt es erklärend: *"Überforderung und Vereinsamung führten zu einem eigentümlichen Zustand der Versteinerung und Verhärtung ..."* Gerda Christian und Otto Günsche erinnern sich ebenfalls an eine gewisse Zunahme dieses Charakterzuges. Sie sind aber der Meinung, daß hierfür die Zuspitzung der militärischen Situation verantwortlich war (persönl. Mitteilungen). Günsche erläutert dies mit dem Motto: *"K a n n der Krieg noch gewonnen werden? Er m u ß gewonnen werden!"* Im März/April 1945 entstand so bei einem Generalstabsoffizier (Schramm 1982, S. 1702) der Eindruck einer *"geistigen Unbeweglichkeit und Sturheit im Festhalten an dem einmal gesetzten strategischen und politischen Ziel. Er wich von dem Wege, den er sich vorgezeichnet hatte, nicht einen Schritt ab; auch dann nicht, als alle Voraussetzungen, das Ziel jemals zu erreichen, verlorengegangen waren".* Daß Unbelehrbarkeit und Fixierung an vorgefaßte Meinungen allerdings kein Absolutum waren, verdeutlicht etwa nicht nur der damalige Oberbefehlshaber der Kriegsmarine Großadmiral Dönitz (1980, S. 303 f) für den Februar 1943, sondern wiederum Speer (1969), und zwar sogar an mehreren Beispielen, die von den frühen dreißiger Jahren bis in die Spätphase des Krieges reichen (S. 140, 200, 210, 246, 352, 356, 417). Besonders beeindruckt der folgende Passus (S. 319): *"Während Hitler, befangen in seiner Theorie vom slawischen Untermenschen, den Krieg gegen sie anfangs als ein 'Sandkastenspiel' bezeichnet hatte, nötigten ihm nun die Russen, je länger der Krieg dauerte, desto mehr Achtung ab. Ihm imponierte die Zähigkeit, mit der sie ihre Niederlagen hingenommen hatten. Von Stalin sprach er voller Anerkennung, wobei er besonders die Parallele seines Aushaltens hervorhob: die Gefahr, in der Moskau im Winter 1941 schwebte, schien ihm Ähnlichkeit mit seiner jetzigen Lage zu haben... Entgegen seiner im Osten schließlich gewonnenen Überzeugung, es mit einem entschlossenen Gegner zu tun zu haben, beharrte Hitler auf seiner vorgefaßten Meinung über den mangelhaften Kampfwert der Truppen westlicher Länder bis in die letzten Kriegstage."* Offenbar haben wir es also nicht mit der Entwicklung einer hirnorganisch begründeten intellektuellen Erstarrung zu tun, wie nicht nur diese Differenzierung in der Urteilsbildung lehrt, sondern auch der mehrfach noch für die letzte Lebensphase von den Militärs seiner engeren Umgebung bezeugte Tatbestand, daß Hitler durchaus in der Lage war, sich – wenn auch nach anfänglichem Widerstand – einer anderen Meinung zu beugen. So lesen wir bei Hitlers Luftwaffenadjutant v. Below (1980, S. 238): *"Geistige Starrheit und Überheblichkeit habe ich nie bei Hitler bemerken können. Es war jederzeit möglich, ihn durch Gegenargumente zur Korrektur einer Stellungnahme zu veranlassen. Nur mußte die Argumentation fundiert und überzeugend sein. Es kam vor, daß er nicht sofort zustimmte, aber darüber nachdachte und später die andere Ansicht anerkannte."* Auch Kapitän z.S. Assmann (1953) meint: *"It was necessary that he himself arrived at the conviction that he had been wrong."* Und schließlich bezeugt Generaloberst Guderian (1979, S. 285, 376), daß Hitler zumindest gelegentlich zum Nachgeben fähig war. Gegen die "organische Zuspitzung" der hier zu erörternden Charakterzüge spricht schließlich eine weitere Beobachtung Speers (1969, S. 474): *"Hitler hatte sich, wie mir schien, in den letzten Wochen seines Lebens aus der Erstarrung befreit, in die er während der zurückliegenden Jahre verfallen war. Er zeigte sich wieder zugänglicher und war gelegentlich bereit, über seine Entschlüsse zu diskutieren. Noch im Winter 1944 wäre es undenkbar gewesen, daß er sich mit mir in eine Diskussion über die Kriegsaussichten eingelassen hätte. Auch seine Nachgiebigkeit in der Frage des Befehls 'Verbrannte Erde' wäre damals unvorstellbar gewesen, desgleichen seine wortlose Korrektur meiner Rundfunkrede. Er war Argumenten wieder offen, die er noch vor einem Jahr nicht angehört hätte."* In die gleiche Richtung weist eine Passage aus dem Diktat des Generaloberst Jodl im Nürnberger Gefängnis (Schramm 1962, S. 154; 1982, S. 1721): *"Auf Verhandlungen ließ sich keiner der Gegner mehr ein, seit sie die bedingungslose Kapitulation als Kriegsziel vereinbart hatten. Was also sollte Hitler tun? Er konnte nur kämpfen bis zum letzten oder den Tod suchen. Er ist zeit seines Lebens ein Kämpfer gewesen, und er wählte das erste. Heroismus oder Wahnsinn, darüber werden die Meinungen der Welt immer auseinandergehen. Konnte er, um seinem Volk unnötige Leiden zu ersparen, nicht früher zum Ende kommen? In der Tat hat Hitler dieser Gedanke in den letzten Tagen seines Lebens bewegt: als er mir am 22. April seinen Entschluß mitteilte, Berlin nicht mehr zu verlassen und dort zu sterben, da setzte er hinzu: 'Ich hätte diesen Entschluß, den wichtigsten meines Lebens, schon im November 1944 fassen sollen und das Hauptquartier in Ostpreussen nicht mehr verlassen dürfen.' ... Er hat sich auf den Trümmern seines Reiches und seiner Hoffnungen begraben lassen. Möge ihn deswegen verurteilen, wer mag – ich kann es nicht."*

Entscheidungsscheu:

In eigenartigem Gegensatz zu den eher megalomanen Charakterzügen steht die von Zeitzeugen als *"Entscheidungsscheu"* (Speer 1969, S. 306) gekennzeichnete Eigenschaft Hitlers, die bereits während der frühen "Kampfzeit" auffiel. So soll Goebbels am 10.11.1944 gegenüber seinem Persönlichen Pressereferenten Oven (1974, S. 510) geäußert haben: *"Es war für ihn ja seit jeher charakteristisch, daß er die Dinge in einer für mich oft unbegreiflichen Art auf sich zukommen ließ, um dann freilich plötzlich, wie auf eine höhere Eingebung, und stets im richtigen Augenblick zu handeln ..."* Der frühere Weggenosse und spätere Gegner Otto Strasser (1949, S. 92) erinnert sich an wochenlange Schwierigkeiten bei der Entscheidung *"unbedeutender Einzelheiten bezüglich der SA von Landshut"*. Nach General Hoßbach (1965, S. 158), von 1934 bis 1938 Chef der Zentralabteilung des Generalstabs und Wehrmachtadjutant Hitlers, habe Hitler im Jahre 1936 die Genehmigung zur Einführung der zweijährigen Dienstzeit im Rahmen der allgemeinen Wehrpflicht ebenfalls *"wochenlang hinausgezögert"*. Ähnliches berichtet Hitlers langjähriger Luftwaffenadjutant v. Below (1980) schon vom Beginn seiner Dienstzeit während der Blomberg-Fritsch-Affäre im Februar 1938: *"Zum ersten Mal wurde mir klar, daß Hitler keine wichtigen Entscheidungen aus dem Handgelenk fällen konnte."* Er spricht von der *"mangelnden Entschlußfreudigkeit"* als charakterologischer Besonderheit. Die Scheu vor dem Risiko und die Neigung, Entscheidungen hinauszuzögern, fielen auch Generalfeldmarschall v. Manstein (1979, S. 308 f) auf, und Generaloberst Guderian (1979, S. 399) schildert Hitler schon während des Westfeldzugs 1940 ähnlich wie General Warlimont (1978, S. 105) als kühn im Planen, aber zögernd in der Ausführung. Andererseits ließ Hitler sich die Entscheidungen auch nicht aus der Hand nehmen, sondern fällte sie bis zum Ende stets selbst (Speer 1969, S. 316; Jodl, zit. nach Schramm 1962, S. 149 ff).

Nun wäre zu fragen, ob Hinweise auf eine Zunahme mangelnder Entschlußfreudigkeit Hitlers im Verlauf der Parkinson-Erkrankung aus den herangezogenen Quellen zu gewinnen sind. Wie vor Krankheitsbeginn gibt es nur vereinzelte Schilderungen über vergleichbare Beobachtungen. So rügt Warlimont (1978, S. 256) militärische Entscheidungsschwächen im Jahre 1942, und Goebbels (1977, S. 89, 517; Oven 1974, S. 637) beklagt sich in den Monaten März und April 1945 insgesamt dreimal über *"Entschlußlosigkeit"*, *"mangelnde Entscheidungsfreudigkeit"*, ja *"Aktionsunfähigkeit"* des Führers. Aus dieser Häufung in der Endphase sollte man sich jedoch hüten, angesichts der generell aussichtslosen Situation und des beträchtlichen Umfangs der zur Auswertung verfügbaren Tagebucheintragungen eine eindeutige "Zuspitzung" dieser Eigenschaft zu konstruieren. Otto Günsche erinnert sich, daß in Zeiten positiver Entwicklungen auf den Kriegsschauplätzen die Entscheidungen im allgemeinen schnell fielen, während später vermehrtes Zögern nach seiner Meinung auf die Notwendigkeit sorgfältigeren Abwägens der verbliebenen Möglichkeiten zurückgeführt werden müsse (persönl. Mitteilung).

Mißtrauen:

"Mistrust was a fundamental charakteristic of Adolf Hitler" schrieb der Marineoffizier Assmann (1953). Daß ausgesprochenes Mißtrauen zur Primärpersönlichkeit Hitlers gehörte, läßt sich schon den Erinnerungen C.J. Burckhardts (1960, S. 268) entnehmen, von 1937 bis 1939 Hoher Kommissar des Völkerbundes für die Freie Stadt Danzig; hier heißt es in einer Charakterisierung Hitlers zu jener Zeit: *"Er mißtraut allem und jedem, wirft jedem vor, mit seinem Feind in Kontakt zu stehen, oder gerade dabei zu sein, zu diesem überzulaufen."* Generalfeldmarschall Keitel (Görlitz 1961, S. 234) sieht schon in dem Befehl vom Mai 1940, alle Prinzen vormals regierender Häuser – wegen der internationalen verwandtschaftlichen Beziehungen – sofort von der Front zurückzuziehen, den Ausdruck *"krankhaften Mißtrauens"*. General Warlimont (1978, S. 193) spricht 1941 beim Beginn des Ostfeldzugs ebenfalls von Hitlers *"grenzenlosem Mißtrauen"*. Nachdem Speer (1969, S. 208) über ein entsprechend typisches Beispiel allerdings jetzt schon aus dem Februar 1942 berichtet hatte, fügte er hinzu: *"Diese Episode war bezeichnend für sein ständiges Mißtrauen. In der Sorge, nicht die Wahrheit zu erfahren, glaubte er, aus solchen Einzelbeobachtungen wichtige Schlüsse ziehen zu können... Solches mitunter berechtigte Mißtrauen war geradezu ein Lebenselement Hitlers, das ihn bis in Kleinigkeiten verfolgen konnte."* Für eine Zunahme dieser Eigenschaft sprechen die von Schenck (1985, S. 156) überlieferten Äußerungen Botschafter Hewels, eines ständigen Begleiters Hitlers seit 1940, nach dem Ausbruch aus dem Bunker der Reichskanzlei: *"Jedoch habe er sich während des Krieges gegenüber früheren Jahren stark verändert. Souveränität und Glanz seien allmählich von ihm gewichen, und Böses, Wildes immer offener zutage getreten. Mißtrauen nahm überhand; der Verdacht, hintergangen, betrogen und belogen zu werden, erstreckte sich auf immer weitere Kreise derer, die ihm gegenüber verantwortlich waren. Dieses Gefühl bemächtigte sich seiner zusehends stärker und fast wahnhaft. Immer stärker habe ihn die Vorstellung verfolgt, seine, ihm von der Vorsehung eingegebenen Pläne würden an Dummheit und Ver-*

rat der von ihm Erhobenen scheitern." Im engsten persönlichen Kreis machte sich eine Zunahme des Mißtrauens nicht bemerkbar (Christian, persönl. Mitteilung). Der fernerstehende Walter Frentz gibt aber an, das Mißtrauen Hitlers bei einer persönlichen Begegnung gespürt zu haben, hält es jedoch angesichts der damaligen Situation für einfühlbar (persönl. Mitteilung). Otto Günsche bezeichnet sogar die allmähliche Zunahme des Mißtrauens vor allem nach dem Attentat vom 20.7.1944 als die einzige wirkliche Änderung in Hitlers geistig-seelischem Verhalten, die ihm während der Krankheit Hitlers aufgefallen sei (persönl. Mitteilung). Diese Entwicklung hält Generaloberst Guderian (1979, S. 310) für eine seelische Auswirkung des Attentats: *"Seinem Charakter entsprechend, verwandelte sich sein tief eingewurzeltes Mißtrauen gegen die Menschen im allgemeinen und gegen den Generalstab und die Generale im besonderen nunmehr in abgrundtiefen Haß..."* Er habe von den Menschen vorausgesetzt, *"daß sie ihn belogen. Er glaubte niemandem mehr. Die Verhandlungen mit ihm, die schon schwierig genug waren, gestalteten sich nunmehr zu einer Qual, die sich von Monat zu Monat steigerte".* Auch nach Hitlers Diener Linge (1982, S. 250) heißt es für den Herbst 1944: *"Arzneien nahm Hitler jetzt nur noch aus meiner Hand entgegen. Sein Mißtrauen war nicht mehr zu übertreffen. Zwar konnte er seit Anfang Oktober Flüstergespräche wieder aus fünf bis sechs Schritt Entfernung hören [nach Trommelfellverletzung beim Attentat]; aber das änderte wenig an seinem Argwohn, der nicht nur ihm das Leben zur Hölle machte."*

Daß es sich hier um die organische Zuspitzung eines primärpersönlichen Charakterzuges im Rahmen der Hirnerkrankung gehandelt hat, ist angesichts der Erfahrungen des Attentats mit mehreren Todesfällen und Schwerverletzten sowie der weiteren militärischen Entwicklung eher zu bezweifeln, nicht aber sicher auszuschließen.

Kontaktschwäche:

In merkwürdigem Gegensatz zu Hitlers extrem ausgebildeter Möglichkeit, Menschen und Massen zu beeinflussen (Bürger-Prinz 1971, S. 213; Dietrich o.J., S. 139; Dönitz 1980, S. 469; Guderian 1979, S. 392), einer Eigenschaft, die ihm bis in die letzten Lebenswochen erhalten blieb (de Maizière 1989, S. 105 f; Koller 1985, S. 100), stand eine deutliche Kontaktscheu. De Boor spricht von sozialem Autismus (1985, S. 128 ff). Hitler war schon in der Linzer und frühen Wiener Zeit im Alter zwischen 15 und 19 Jahren ein ausgesprochener Einzelgänger. Nach seinem eigenen Bekunden aus dem Jahre 1942 habe diese Eigenschaft später eher abgenommen (Jochmann 1982, S. 316). Von dem einzigen Jugendfreund – Gustl Kubizek – trennte er sich plötzlich und unmotiviert (Kubizek 1975, S. 261 ff). Auch während der Militärzeit als Meldegänger an der Westfront im Ersten Weltkrieg soll Hitler für sich geblieben sein und keine Freundschaften unterhalten haben (de Boor 1985, S. 83). Dies galt – zumindest im Hinblick auf Männer – für sein ganzes Leben. Speer, einer der Menschen, die ihm am nächsten standen, äußerte vor dem Nürnberger Internationalen Militärtribunal am 19.6.1946: *"Wenn überhaupt Hitler Freunde gehabt hätte, wäre ich bestimmt einer seiner engen Freunde gewesen"* (IMT Bd XVI, S. 476). Wie Hitler sich am 24.4.1945 im Bunker der Reichskanzlei von Speer trennte (Speer 1969, S. 488), dem langjährigen Weggenossen, einem der wichtigsten Männer für die Verfolgung seiner Ziele und dem beinahe Vertrauten, wirkt so beziehungslos wie die Trennung von Kubizek in Wien. Daß sich Hitler dieses Zuges vielleicht auch gezielt bediente, läßt Hanfstaengl vermuten (1980, S. 269): *"Je näher Hitler der Macht kam, um so mehr war er bemüht, zwischen sich und seinen unmittelbaren Mitarbeitern Distanz zu legen. Er war immer einsam gewesen. Jetzt aber war in seiner Stimme eine Schärfe und Herbheit, jetzt sprach er wie von einer überlegenen Höhe herab, als wolle er alle in ihre Schranken verweisen."* Vor dem Internationalen Militärgerichtshof in Nürnberg sagt Streicher (IMT Bd XII, S. 340) am 26.4.1946 aus: *"Adolf Hitler war nun einmal etwas Absonderliches in jeder Beziehung, und ich glaube sagen zu können, eine Freundschaft zwischen ihm und anderen Männern gab es nicht, eine Freundschaft, von der man hätte sagen können, das ist nun wirklich eine Herzensfreundschaft. Adolf Hitler, es war schwer, sich ihm zu nahen..."*

Speer (1969, S. 305) ist es vor allem, der von der *"wachsenden Unzugänglichkeit"* Hitlers nach den großen Niederlagen der Jahre 1942 und 1943 berichtet, wobei er ihn jedoch wegen der *"besonderen Bedingungen seines Herrschaftsstils"* schon ab 1937 als *"abweisenden, beziehungsarmen Despoten"* empfunden hatte (S. 97). Er deutete diese auch von der Umgebung wahrgenommene Entwicklung im Kriege als Reaktion auf die vorausgegangenen militärischen und politischen Ereignisse – Niederlagen in Nordafrika, in Stalingrad, im U-Boot-Krieg, Forderung der Alliierten nach der "unconditional surrender" – und als Folge der *"unablässigen Überbeanspruchung"* (S. 305). Dennoch wäre man geneigt, in der Zunahme dieser Kontaktstörung ein psychopathologisches Phänomen im Rahmen des Nervenleidens zu sehen, wären nicht die späteren Beobachtungen Speers (S. 474 f), wonach Hitler gerade in den letzten Lebenswochen bei inzwischen deutlich fortgeschrittener somatischer Erkrankung *"sich wieder zugänglicher zeigte"*. Speer schreibt weiter: *"Dazu war er wieder liebenswürdiger und privater geworden. In manchem erinnerte er mich an den Hitler, den ich zu Beginn unserer Zusammenarbeit vor zwölf Jahren kennengelernt hatte, nur daß er nun schattenhafter wirkte. Seine Liebenswürdigkeit konzentrierte sich auf die wenigen Frauen, die seit Jahren um ihn waren."* So hat auch Gerda Christian von einer zunehmenden Kontaktscheu nichts bemerkt (persönl. Mitteilung). Otto Günsche meint, daß Hitler in den letzten Lebensjahren eine ausgesprochene Abneigung gegen *"neue Gesichter"* in seiner Umgebung bekundet habe, führt dies aber auf das zunehmende Mißtrauen und nicht auf einen Mangel an Kontaktfähigkeit zurück. Im Umgang mit den ihm Nahestehenden sei er unverändert geblieben (persönl. Mitteilung). Eine auf das Nervenleiden zu beziehende Zunahme der Kontaktschwäche ist damit wenig wahrscheinlich.

Taktgefühl:

Der gerade in sexualibus als äußerst zurückhaltend und taktvoll geschilderte Hitler (Zoller 1949, S. 232 f; Christian, Frentz, Günsche, persönl. Mitteilungen) überraschte nach Christa Schroeder (1985, S. 207) im Herbst 1944 seine Sekretärinnen, nämlich angeblich sie selbst und Gerda Christian, bei einer Teepause durch die folgende Szene: *"Und nun streckte Hitler, auf dem Sofa, im Verlauf der dahinplätschernden Gespräche plötzlich wohlig seine Arme aus und sprach verzückt davon, '... wie schön es sei, wenn zwei Menschen sich in Liebe fänden'. Dara [Gerda Christian] und ich waren perplex."* Zwar habe Morell den erschrockenen Damen sofort anschließend erklärt, er gebe Hitler jetzt Hormoninjektionen, aus den Hoden von Stieren gewonnen; dennoch bliebe diese Episode verdächtig auf eine pathologische Enthemmung, würde sie nicht von Gerda Christian, der angeblichen Zeugin dieser Szene, entschieden in den Bereich der Legende verwiesen (persönl. Mitteilung). Dies gilt auch für die wiederum von den Herausgebern Christa Schroeder zugeschriebene Schilderung (Zoller 1949, S. 233; Schroeder 1985, S. 207), wonach Hitler Anfang 1945 von der Garderobe Frau Christians mit Stulpenstiefeln, Stulpenhandschuhen und einem weinroten Hut angeregt, gemeint habe, daß sie mit nichts als nur Stiefeln, Handschuhen und Hut bekleidet, sehr schön aussehen müsse. Gerda Christian, die diese Szene für ebenso erfunden wie die zuvor geschilderte erklärt, gibt überdies zu bedenken, daß gegen Kriegsende mit einer derartigen Garderobe im Führerhauptquartier zu erscheinen ganz unmöglich gewesen sei (persönl. Mitteilung). Alle jetzt Befragten geben übereinstimmend an, daß Hitler es niemals an Takt – zumal in der angesprochenen Hinsicht – gegenüber den Damen seiner Umgebung habe fehlen lassen. Christa Schroeder dagegen wird eine gelegentlich überschießende Phantasie bescheinigt (Christian, Frentz, Günsche, persönl. Mitteilungen).

Nach diesen Aussagen ist Zurückhaltung ebenso gegenüber der folgenden, gleichfalls bei Zoller (1949, S. 231 f) zu findenden Textpassage geboten, die sich auf die letzte Lebensphase Hitlers beziehen soll: *"Bei Tisch wiederholte er jetzt auch immer wieder unappetitliche Gespräche. Wenn er eine Frau sah, die sich die Lippen zu sehr anmalte, behauptete er, daß die Lippenstifte aus den Abwässern von Paris hergestellt würden.... Mit sadistischem Vergnügen erzählte er uns, daß er sich früher wegen seines erhöhten Blutdrucks Blutegel angesetzt habe."* Und wenig später heißt es: *"Ich werde aus meinem überflüssigen Blut für euch Blutwürste herstellen lassen, als zusätzliche Kost. Warum nicht? Ihr mögt doch so gerne Fleisch!"* Gerda Christian kann sich an derartige Äußerungen nicht erinnern (persönl. Mitteilung). Da diese Worte in Gegenwart der Sekretärinnen gefallen sein sollen, ist ihrer Aussage hier besondere Bedeutung beizumessen. Vergleichbare Äußerungen überliefert allerdings ebenfalls Speer (1969, S. 53, 314), jedoch schon für 1933 und die anschließende Vorkriegszeit. Nach Günsche haben derartige Bemerkungen meist einen besonderen Adressaten gehabt, der damit "hochgenommen" werden sollte. Von einer Zunahme solcher Redensarten während der letzten Lebensjahre habe er – Günsche – nichts bemerkt (persönl. Mitteilung). Auch bei Speer (1969) findet sich darüber nichts. So sind ernstzunehmende Hinweise auf eine Minderung des Taktgefühls und damit eine leichte organische Enthemmung allenfalls aus den Passagen Speers (1969, S. 317 f) abzuleiten, wonach sich Hitler schon ab 1941/42 nicht selten in beleidigenden Worten an die Generalstabsoffiziere gewandt habe: *"Hitler hatte früher über ein feines Unterscheidungsvermögen verfügt, das ihn befähigt hatte, seine jeweilige Umgebung mit den für sie eindrucksvollsten Worten anzusprechen. Jetzt war er enthemmt und gab sich unkontrolliert."* Ähnlich – soweit wir sehen – nur noch Generaloberst Guderian (1979, S. 310) für die Zeit nach dem Attentat: *"Er verlor oft die Selbstbeherrschung und ließ sich in seinen Ausdrücken immer mehr gehen."* Otto Günsche, ständiger Teilnehmer der Lagebesprechungen ab März 1944, kann sich wohl daran erinnern, daß es dabei wegen widerstreitender Meinungen oft *"hoch hergegangen"* sei und daß man nach dem Attentat vom 20. Juli 1944 vermehrte Vorbehalte Hitlers gegenüber den Generalstäblern bemerkt habe. Eine Zunahme tatsächlich beleidigender Äußerungen oder eine Nivellierung in der Wortwahl könne er dagegen nicht bestätigen (persönl. Mitteilung).

Werden uns die überlieferten mündlichen nichtöffentlichen Ausführungen Hitlers hier weiterhelfen? Erhalten sind Aufzeichnungen über rund 390 vorwiegend monologische "Gespräche" beim Mittags- oder Abendtisch sowie bei der nächtlichen "Teerunde". Sie wurden anhand von Stichwörtern zwischen dem 5. Juli 1941 und dem 30. November 1944, überwiegend aber von Juli 1941 bis September 1942, durch die von Martin Bormann eigens dazu Beauftragten, ausnahmsweise durch Bormann selbst jeweils unmittelbar anschließend rekonstruiert (Jochmann 1982, Picker 1977). Überprüft man diese Texte, so zeichnet sich eine Tendenz in Richtung einer zunehmenden Verwendung von Wörtern aus der Vulgärsprache zwar für das Jahr 1942 gegenüber dem Jahr 1941 ab, innerhalb der einzelnen Monate des Jahres 1942 ist eine derartige Tendenz dann aber nicht mehr auszumachen. Gemessen an der Zahl der für die einzelnen Monate überlieferten "Gesprächs"-Rekonstruktionen ergeben sich hier relative Häufungen von solchen sprachlichen Relikten aus der Jugend-, Soldaten- und Kampfzeit vor allem im Februar/März 1942 und dann wieder im August/September 1942. Als besonders krasses Beispiel sei hier eine Passage der Niederschrift vom Abend des 1.9.1942 aus dem Führerhauptquartier "Werwolf" in der Ukraine wiedergegeben (Jochmann 1982, Nr. 192, S. 379 ff). Hier heißt es u.a.: *"Nach dem Kriege war der Durchschnittswiener bettelarm. 1922 kam ich in die Oper. Die Oper war vor dem Weltkrieg etwas Wunderbares! Auch da war eine Kultur drin, unerhört! Die Frauen mit ihren Diademen, eine einzige Pracht! Nun saß da an der gleichen Stelle ein Judenpöbel! Die Jüdinnen haben ihre Hände herabhängen lassen, damit man ihren Schmuck sieht; es war furchtbar! Die Kaiserloge hatte ich nie besetzt gesehen. Der Kaiser war wohl unmusikalisch. Ich bin der größte Feind der Habsburger, aber das hat mich maßlos geärgert. Da saß jetzt dieses Pack, etwas Widerwärtiges! Jetzt bin ich wieder in Wien gewesen, das Dreckzeug ist weg, aber es ist eine arme Stadt geworden! ... Natürlich, Berlin ist eine pulsierende Stadt, sie ist jung, sie muß erst erzogen werden. Das alte Berlin war einfach und vornehm, dann kam die Zeit der neunzehn Gänge, das Fressen dabei miserabel, die Zeit Wilhelms II., geschmackloser Stil, protzige Lebenshaltung, dazu noch dieses bewußte Hofieren dieser Saugesellschaft! Die Frau eines deutschen Generals wie Litzmann konnte nicht eingeladen werden, aber irgendeine Jüdin, eine Amerikanerin, Schweinekönige von Chicago, die waren hoffähig! Der alte Wilhelm war ein Grandseigneur, Wilhelm II. in seiner ganzen Haltung ein charakterloser Schwächling! Jeder Brief von Bismarck ist mehr wert, als das ganze Lebenswerk von diesem Kaiser! Das Parlament aufgedonnert, aber dafür in Gips!"* Weitere Beispiele liefern etwa die Aufzeichnungen über den 31.1., 5.2., 18.2., 26.2., 9.8., 20.8., 29.8. und 1.9.1942 durch Dr. Heim (Nr. 119, 126, 137, 146, 170, 177, 189, 192 bei Jochmann 1982) oder über den 20.5. und 24.7.1942 durch Dr. Picker (Nr. 127, 189 bei Picker 1977). Da außer der Willkür der rekonstruierenden Schreiber jedoch die Art der Themen ebenso berücksichtigt werden muß wie die jeweilige Atmosphäre, so auch die Anwesenheit oder Abwesenheit mehr oder minder offizieller Gäste, läßt sich aus diesen intermittierenden Häufungen eine zunehmende Enthemmung im sprachlichen Ausdruck nicht beweisen. Die Gesprächsrekonstruktionen aus den Jahren 1943 und 1944 (Jochmann 1982), die Stenogrammfragmente von 51 militärischen Besprechungen im Führerhauptquartier aus der Zeit zwischen dem 1. Dezember 1942 und dem 23. März 1945 (Heiber 1962) sowie die Bormann-Niederschrift über Äußerungen Hitlers an 18 Tagen zwischen dem 4. Februar und dem 2. April 1945 (Hitlers politisches Testament 1981) liefern keine weiteren Anhaltspunkte für eine entsprechende Tendenz.

Schlußfolgerung:

Hinsichtlich der hier abgehandelten Persönlichkeitsmerkmale Hitlers läßt sich auf Grund der herangezogenen Quellen und unter Berücksichtigung der Gesamtsituation eine organisch bedingte Persönlichkeitsveränderung nicht beweisen. Das zunehmende Mißtrauen könnte psychopathologisch-diagnostisch bedeutsam sein, hätte es nicht genügend normal-psychologisch wirksame auslösende Momente gegeben.

Zur Frage sonstiger psychopathologischer Phänomene

Abgesehen von einer durch Hitler angeblich selbst bezeugten Ohnmacht im Kindesalter (Dietrich o.J., S. 27), einer vermutlich leichten Commotio cerebri beim Attentat vom 20.7.1944 (BArch a, S. 13, c, S. 12; IfZ ZS 242; Schroeder 1985, S. 148) und einem schnell reversiblen Kreislaufkollaps, den der HNO-Arzt Dr. Giesing nach einer Kokainpinselung der linken Nasenmuschel am 1.10.1944 beobachtet haben muß (zit. n. Linge 1982, S. 246 ff; Maser 1971, S. 346 ff), gibt es keinen ernstzunehmenden Hinweis auf Bewußtseinsstörungen bei Hitler. Die Legende vom epileptischen Anfall 1932 konnte bereits entkräftet werden (Gibbels 1989).

Eine flüchtige Bewußtseinsveränderung mit verbalen Perseverationen folgerte der Psychiater Recktenwald (1963, S. 35 f) aus der Schilderung des im übrigen als glaubwürdig geltenden schwedischen Industriellen Dahlerus (1981, S. 69 f), die sich auf den Sommer 1939 bezieht: *"Er schien zu überlegen, was ich sagte, stand aber plötzlich auf, wurde lebhaft, nervös, ging auf und ab und erklärte, als ob er mit sich selbst spräche, daß Deutschland unbesiegbar sei und in einem raschen Krieg seine Gegner schlagen könne. Plötzlich blieb er, vor sich hinstarrend, mitten im Zimmer stehen. Seine Stimme klang bedeutend dumpfer und sein ganzes Verhalten machte den Eindruck eines völlig Anomalen. Die Sätze folgten einander stoßweise und es war unverkennbar, daß seine Gedanken sich auf Aufgaben konzentrierten, die ihm im Kriegsfall bevorstanden. 'Gibt es Krieg', sagte er, 'dann werde ich U-Boote bauen, U-Boote, U-Boote, U-Boote.' Die Stimme wurde undeutlicher und allmählich konnte man ihn nicht mehr verstehen. Plötzlich sammelte er sich, hob die Stimme, als ob er zu einer großen Versammlung spräche, und schrie: 'Ich werde Flugzeuge bauen, Flugzeuge bauen, Flugzeuge, Flugzeuge und ich werde meine Feinde vernichten.' In diesem Augenblick wirkte er mehr wie ein Gespenst der Sage als wie ein wirklicher Mensch."* Im Laufe des weiteren Gesprächs heißt es wenig später: *"Hitler fuhr gleichsam wie in Trance fort: 'Ein Krieg schreckt mich nicht ... Wenn die Deut-*

schen Notzeiten entgegengehen, so werde ich der erste sein, der hungert und seinem Volk mit gutem Beispiel vorangeht ...' ... Sein Blick wurde wieder starr und die Redeweise unnatürlich, als er fortfuhr: *'Wenn es keine Butter mehr gibt, dann bin ich der erste, der aufhört Butter zu essen, Butter zu essen. Mein deutsches Volk wird loyal und freudig dasselbe tun.' Er machte eine Pause und seine Augen irrten umher. Dann sagte er: 'Wenn der Feind mehrere Jahre aushalten kann, werde ich dank der Macht, die ich über das deutsche Volk habe, ein Jahr länger aushalten ...'"* Zielen wir nur auf die Iterationen, die als zwanghafte Antriebssteigerungen aufgefaßt werden könnten und daher in anderem Zusammenhang abgehandelt werden müßten, und nicht auf die von Recktenwald unterstellte zugleich gegebene Bewußtseinsveränderung ab, haben wir in der Memoirenliteratur nur eine einzige vergleichbare Stelle gefunden: Der Staatssekretär Otto Meissner (1950, S. 609) schildert seinen letzten Besuch bei einem körperlich hinfälligen Hitler am 13. März 1945. Dabei soll Hitler unvermittelt mit heiserer Stimme gerufen haben: *"Ich kämpfe bis zum letzten; ich kapituliere nicht, niemals! Für wen halten mich meine Gegner, daß sie von mir annehmen, ich würde jemals kapitulieren? Ich kämpfe, bis sie zu einem vernünftigen Frieden bereit sind!"* Anschließend habe er *"in schreiendem Tone"* immer wieder die Worte wiederholt: *"Ich kapituliere nicht! Niemals!"* Da diese Darstellungen in den übrigen Quellen keine weiteren oder ähnlichen Entsprechungen finden, besteht der Verdacht, daß es sich hier eher um eine etwas überzogene Schilderung rhetorischer Mittel als um einen Hinweis auf ein psychopathologisches Phänomen handelt.

Nur der Vollständigkeit halber bringen wir eine Textstelle der als Geschichtsquelle umstrittenen (vgl. Schieder 1972, Schoeps 1985) "Gespräche mit Hitler" von Rauschning (1973, S. 272 f), dem ehemaligen Senatspräsidenten von Danzig, eine Passage, die sich nur auf die Zeit vor 1936, also vor dessen Flucht aus Deutschland beziehen kann: *"Aber er hat Zustände, die an Verfolgungswahn und Persönlichkeitsspaltung nahe heranreichen. Seine Schlaflosigkeit ist mehr als nur die Überreizung seines Nervensystems. Er wacht oft des Nachts auf. Er wandert ruhelos umher. Dann muß Licht um ihn sein. Neuerdings läßt er sich dann junge Leute kommen, die die Stunden eines offenbaren Grauens mit ihm teilen müssen. Zu Zeiten müssen diese Zustände einen besonders bösartigen Charakter angenommen haben. Mir hat jemand aus seiner engsten täglichen Umgebung berichtet: er wache des Nachts mit Schreikrämpfen auf. Er schreie um Hilfe. Auf seiner Bettkante sitzend könne er sich nicht rühren. Die Furcht schüttle ihn, sodaß das ganze Bett vibriere. Er stoße verworrene, völlig unverständliche Worte hervor. Er keuche, als glaube er ersticken zu müssen. Der Mann erzählte mir eine Szene, die ich nicht glauben würde, wenn sie nicht aus solcher Quelle käme. Taumelnd habe er im Zimmer gestanden, irr um sich blickend. 'Er! Er! Er ist dagewesen', habe er gekeucht. Die Lippen seien blau gewesen. Der Schweiß habe nur so an ihm heruntergetropft. Plötzlich habe er Zahlen vor sich hergesagt. Ganz sinnlos. Einzelne Worte und Satzbrocken. Es habe schauerlich geklungen. Merkwürdig zusammengesetzte Wortbildungen habe er gebraucht, ganz fremdartig. Dann habe er wieder ganz still gestanden und die Lippen bewegt. Man habe ihn abgerieben, habe ihm etwas zu Trinken eingeflößt. Dann habe er plötzlich losgebrüllt: 'Da, da! in der Ecke! Wer steht da?' Er habe aufgestampft, habe geschrien wie man das an ihm gewohnt sei. Man habe ihm gezeigt, daß da nichts Ungewöhnliches sei und dann habe er sich allmählich beruhigt. Viele Stunden hätte er danach geschlafen. Und dann sei es für eine Zeit wieder erträglich mit ihm gewesen."* Rauschning ist hier wegen der wiederum als Unikat anzusehenden Schilderung einer Situation, die er über Dritte erfahren haben will, n i c h t glaubwürdig und als Geschichtsquelle n i c h t zu benutzen. Vergleichbares wird von keinem der engsten Diener Hitlers, wie Krause (1949) – in dieser Funktion von 1934 bis 1943 – oder Linge (1982) – von 1935 bis 1945 als "Chef des Persönlichen Dienstes" bei Hitler –, in ihren Erinnerungen berichtet. Auch der kritische Wiedemann (1964), Hitlers Vorgesetzter im Ersten Weltkrieg und von Januar 1935 bis Januar 1939 sein Persönlicher Adjutant, läßt in seinen Schilderungen über "private" Details darüber nichts verlauten. Nichts Ähnliches ist je hinter der vorgehaltenen Hand im Führerhauptquartier kolportiert worden (Christian, Frentz, Günsche, persönl. Mitteilungen). Dies gilt auch für den psychopathologisch verdächtigen Inhalt der dubiösen Textstelle Rauschnings (1973, S. 276 f): *"Er liebt auch einsame Spaziergänge. Er berauscht sich an den Bergwäldern. Diese Gänge sind ihm Gottesdienst, Gebet. Er schaut in die ziehenden Wolken, lauscht dem Tropfen des Nebels von den Fichten. Er hört Stimmen. Ich bin ihm so begegnet. Er erkennt dann niemanden."* Da Bewußtseins- und Orientierungsstörungen sowie Halluzinationen, Wahnphänomene oder andere produktive psychotische Symptome in der Regel auch von nicht psychiatrisch vorgebildeten Ärzten erkannt werden, ist die z.T. ausdrückliche Verneinung derartiger Erscheinungen durch die behandelnden Ärzte Hitlers besonders anzumerken (BArch a, S. 13; b, S. 12; c, S. 18; d, S. 7, 10).

Schlußfolgerung:

Glaubhafte Anhaltspunkte für weitere psychopathologische Phänomene wie Orientierungsstörungen, Bewußtseinstrübungen, paranoide oder halluzinatorische Symptome sind nicht gegeben.

Diskussion

Nach den herangezogenen Quellen waren bei Adolf Hitler in zeitlichem Zusammenhang mit der Entwicklung der Parkinsonschen Erkrankung sichere Hinweise auf eine Beeinträchtigung der mnestischen Funktionen und der intellektuellen Fähigkeiten nicht zu gewinnen. Für die von Heston (1979, S. 43 ff) unterstellten formalen und inhaltlichen Denkstörungen ergab sich kein überzeugender Anhalt. Eine organisch bedingte Veränderung des Antriebs zumal im Sinne der Antriebsminderung ließ sich so gut wie ausschließen. Gleiches gilt für Veränderungen des psychischen Tempos. Episodische "pathologische Drangzustände", wie sie Recktenwald (1963, S. 82 ff) konstruierte, konnten nicht verifiziert werden. Dagegen war hinsichtlich der Affektivität der Verdacht auf eine organisch bedingte Zunahme einer primärpersönlich verankerten Explosivität nicht auszuräumen. Um dies zu beweisen, bedürfte es indessen eindeutigerer und einheitlicher primärer Zeugnisse sowie einer Vergleichbarkeit der Umstände, die angesichts der unterschiedlichen militärisch-politischen Situation der Jahre vor Ausbruch der Erkrankung, also vor 1941, und der letzten Lebensphase nicht gegeben ist. Denn hier sah sich Hitler mit einer nicht abreißenden Kette von Niederlagen und erheblichen Widerständen von seiten der militärischen Umgebung konfrontiert. Ähnliche Vorbehalte sind gegenüber dem Verdacht gegeben, daß eine gleichfalls primärpersönlich vorhandene Neigung zum Mißtrauen in der letzten Lebensphase zugenommen hat, da nach dem Attentat vom 20. Juli 1944 und den folgenden Enthüllungen über die Involvierung weiter Kreise in die Widerstandsbewegung (Jacobsen 1984) dem Mißtrauen zunehmend reale Nahrung geboten wurde und die zu fordernde Vergleichbarkeit der Umstände auch hier ganz und gar nicht gegeben ist. Für eine ebenfalls schon zu Hitlers Primärpersönlichkeit gehörende Neigung zu depressiv oder mehr dysphorisch getönten Verstimmungen dagegen ließ sich eine Zunahme – abweichend von der durch Heston (1979, S. 45 ff) vertretenen Meinung – nicht wahrscheinlich machen. Hinweise auf eine organische Depression (Marneros 1982) waren nicht zu entdecken. Auch ein organisch bedingter Verlust der Steuerungsfähigkeit im Sinne einer globalen Affektinkontinenz oder -labilität ließ sich nicht konstatieren. Sichere Anhaltspunkte für eine Zunahme weiterer primärpersönlicher Züge, wie der Neigung zu Selbsttäuschung und Selbstüberschätzung, eines fanatischen "Starrsinns" mit der Fixierung an einmal gewonnene Erkenntnisse und Vorstellungen, konnten ebenfalls nicht erhalten werden, wie dies auch für eine gewisse Entscheidungsscheu und Kontaktschwäche gilt. Hinsichtlich des Taktgefühls im Umgang mit den Personen seiner täglichen Umgebung liegen widersprüchliche Äußerungen vor. Als zuverlässig einzustufende Aussagen sprechen überwiegend gegen eine Minderung des Taktgefühls. Eindeutige Hinweise auf eine zunehmende Vergröberung im sprachlichen Ausdruck waren ebenfalls nicht zu ermitteln.

Da es für weitere psychopathologische Phänomene, etwa für die von Recktenwald (1963, S. 26 ff) angenommenen paroxysmalen zwanghaften Zustände mit verbalen Iterationen, ferner für flüchtige Bewußtseinstrübungen und halluzinatorische oder gar paranoide Erscheinungen, keine ernstzunehmenden, vor allem aber auch keine gleichlautenden Zeugnisse gibt, Hinweise auf derartige Symptome für die letzten Lebensjahre darüber hinaus völlig fehlen, dürfen wir davon ausgehen, daß bei Hitler – und zwar nicht nur im Zusammenhang mit dem Nervenleiden – derartige Phänomene nicht vorhanden waren. Dementsprechend können wir zusammenfassen: Wenn es um die Frage eines hirnorganisch bedingten Psychosyndroms in zeitlichem Zusammenhang mit der Parkinson-Erkrankung bei Hitler geht, bleibt lediglich der Verdacht auf eine Zunahme gewisser primärpersönlicher Züge bestehen.

Hätten wir es anstelle des Verdachts mit einem bewiesenen Faktum zu tun, handelte es sich nach der klassischen psychiatrischen Systematik demnach allenfalls um ein leichtes organisches Pychosyndrom im Sinne einer Persönlichkeitsveränderung. Nach Kurt Schneider (1987, S. 40) wäre dann von einer organisch bedingten "Zuspitzung" individueller Eigenschaften im Rahmen einer chronischen degenerativen Hirnerkrankung zu sprechen, nach v. Baeyer (1947) von einer "hypertypischen Variante" der Primärpersönlichkeit.

Wenden wir die Einteilung der organischen Psychosyndrome nach Lauter (1988, S. 15 ff) an, hätten wir es bei Hitler – wiederum unter der Voraussetzung des erwiesenen psychopathologischen Syndroms – wegen des Fehlens einer Bewußtseinstrübung und einer faßbaren Beeinträchtigung höherer kognitiver Leistungen nicht mit einem organischen Psychosyndrom ersten Ranges, sondern höchstens zweiten Ranges zu tun, und zwar am ehesten nach Art der "organischen Persönlichkeitsveränderung". Die bei Hitler zu erhaltenden Hinweise auf psychopathologische Störungen weichen aber nicht – wie dies nach Lauter für die Mehrzahl der Fälle zutrifft – vom Primärcharakter in bestimmter Weise ab. Auch wird die Forderung nicht erfüllt, nach der "die Durchführung zielgerichteter Aktivitäten und die Entwicklung und längerfristige Beibehaltung von Plänen" beeinträchtigt ist. Gerade das Gegenteil trifft für Hitler zu. Hier sei u.a. an die von Hitler noch im November/Dezember 1944 persönlich ausgearbeiteten Pläne für die Ardennenoffensive erinnert. Ferner fehlt zum Vollbild der organischen Persönlichkeitsveränderung die Verlangsamung des psychischen Tempos, die Beeinträchtigung des Antriebs und die Abwandlung des sozialen Verhaltens in Richtung Distanzlosigkeit oder Hypersozialität (Lauter 1986).

Wo wären die bei Hitler allenfalls zu v e r m u t e n d e n psychopathologischen Symptome nach der dritten Edition des "Diagnostic and Statistical Manual of Mental Disorders" (APA 1984), dem DSM-III-Schema, einzuordnen?

Bei den organisch bedingten psychischen Störungen entfallen die diagnostischen Kriterien für die Kategorien Delir und Demenz, auch für das amnestische Syndrom, die organische Halluzinose sowie das organische Wahnsyndrom (APA 1984, S. 112-124). Da zur Annahme eines "organischen affektiven Syndroms" eine klinische Phänomenologie zu fordern ist, die einer manischen oder typischen depressiven Episode entspricht (APA 1984, S. 125 f), trifft auch diese Kategorie nicht zu. Denn unsere Analyse konnte nicht die von Heston (1979) unterstellten depressiven und hypomanischen Phasen verifizieren, zumal zur Annahme einer typischen depressiven Episode wenigstens vier der folgenden Symptome nahezu täglich über mindestens zwei Wochen bestanden haben müssen: Appetitverlust, Schlafstörung, psychomotorische Erregung oder Hemmung, Verlust von Interesse und Energie, Erschöpfung, Gefühl der Wertlosigkeit, vermindertes Denk- oder Konzentrationsvermögen, Todes- bzw. Suizidgedanken (APA 1984, S. 224). Zur Annahme einer manischen Phase würde nach DSM-III "die gehobene oder reizbare Stimmung" ein auffälliger Teil der Erkrankung und relativ anhaltend sein müssen (APA 1984, S. 218 f). Auch die zu fordernden drei bis vier über mindestens eine Woche bestehenden Symptome aus der Reihe: Aktivitätssteigerung, Redseligkeit, Ideenflucht, gesteigertes Selbstbewußtsein, vermindertes Schlafbedürfnis, Ablenkbarkeit und exzessive Beschäftigung mit sich eher negativ auswirkenden Aktivitäten, lassen sich nicht phasenhaft gegenüber dem Hitlerschen Normalzustand abgrenzen. Schließlich ist die Annahme eines organischen affektiven Syndroms nach DSM-III allein schon deswegen nicht gerechtfertigt, weil dabei zwar eine leichte Persönlichkeitsänderung bestehen darf, wie wir sie zumindest verdachtsweise unterstellen, das affektive Syndrom aber dominieren muß (APA 1984, S. 127), eine Forderung, der das psychopathologische Profil bei Hitler nicht entspricht.

Zur Annahme einer "organischen Persönlichkeitsänderung", auf die sich der Verdacht bei Hitler auch nach DSM-III am ehesten richten könnte (APA 1984, S. 126 f), wird zwar eine "ausgeprägte" Änderung des Verhaltens gefordert, die nach den herangezogenen Quellen nicht wahrscheinlich zu machen war. Wohl aber könnten sogar zwei der aufgezählten Merkmale zutreffen – gefordert wird nur ein Merkmal –, nämlich die emotionale Labilität nach Art von explosiven Zornausbrüchen und das Mißtrauen, während die Merkmale Beeinträchtigung der Impulskontrolle in Richtung sozialen Urteilsvermögens und sexueller Indiskretion sowie eine Apathie nicht gegeben waren. Demnach dürfte nach der DSM-III-Klassifikation am ehesten die Diagnose "organische Persönlichkeitsstörung" – Ziffer

310.10 – zutreffen, sofern wir uns entschlössen, anstelle des Verdachts die Gewißheit zu akzeptieren, wozu wir uns auf Grund unserer Untersuchungen allerdings nicht für uneingeschränkt berechtigt halten. Mit dem gleichen Vorbehalt käme nach der revidierten Fassung von DSM-III, nach DSM-III R (APA 1987), neuerdings die noch genauere, nicht durch eine Ziffer hervorgehobene Spezifizierung als "explosive type" in Frage. Nach der 9. Revision der "International Classification of Diseases" der WHO, der sog. ICD 9 (WHO 1979), müßte die Diagnose "andere senile und präsenile organische Psychosen" – Ziffer 290.8 – gewählt werden, eine eher unbefriedigende Lösung, während sich nach der im Jahre 1990 in Kraft tretenden ICD 10 die treffendere Zuordnung "organic personality disorder" – F07.0 – (WHO 1988) ergäbe.

Wie wir bereits in unserer differentialdiagnostischen Studie über das bei Hitler bestehende Parkinson-Syndrom eingehend dargelegt haben (Gibbels 1989), waren wir trotz des polypragmatischen Arzneimittelgebrauchs bei Hitler nicht zur Annahme einer intermittierenden oder chronischen Intoxikation oder gar eines Entzugssyndroms genötigt, wie es Heston (1979, S. 82 f) zumal im Hinblick auf einen hypothetischen Amphetamin-Abusus unterstellte. Für das nach DSM-III zu fordernde substanzspezifische Syndrom fehlen hierzu vor allem die körperlichen bzw. vegetativen Begleitsymptome, und zwar sowohl hinsichtlich der barbituratähnlichen Substanzen (APA 1984, S. 148 f) als auch hinsichtlich des Amphetamins (S. 156 f). Die von Heston (1979, S. 49 f) als Amphetamin-Tremor charakterisierte Motilitätsstörung war von uns nach Filmaufnahmen der Deutschen Wochenschau eindeutig als extrapyramidaler Ruhetremor mit typischer Frequenz einzuordnen (Gibbels 1988). Im Hinblick auf das Amphetamin lassen sich darüber hinaus die nach DSM-III zu fordernden zwei der folgenden vier Kriterien: psychomotorische Agitation, gehobene Stimmung, Größenideen und Redseligkeit, weder als passagere Phänomene noch als Dauerzustand von primärpersönlichen Zügen Hitlers abgrenzen. Schließlich fehlen auch weitere häufig gegebene psychopathologische Hinweise auf den von Heston unterstellten chronischen

Amphetamin-Gebrauch, nämlich ein organisches Wahnsyndrom oder ein Delir (APA 1984, S. 157 f).

Da wir die Parkinson-Erkrankung bei Hitler als gesichert ansehen dürfen (Gibbels 1988, 1989), geht eine andere Betrachtungsweise von der bei Parkinson-Kranken besonders häufig beobachteten Symptomenkonstellation organischer Psychosyndrome aus. Obwohl James Parkinson in seiner Erstbeschreibung der Erkrankung im Jahre 1817 (S. 1) betont: "... the senses and intellects being uninjured", kommen chronische organische Psychosyndrome unzweifelhaft bei der Mehrzahl der Kranken vor. Man kann die bei nichtbehandelten Parkinson-Patienten beobachteten psychopathologischen Phänomene modifiziert nach Burchard (1982) sowie Mayeux (1987) rein pragmatisch in vier größere Komplexe ordnen, nämlich 1. depressive Syndrome, 2. leichte, nur testpsychologisch faßbare kognitive Störungen, 3. klinisch faßbare organische Psychosyndrome von leichtesten psychopathologischen Störungen, wie pseudoneurasthenischen Erscheinungen, über eine "Bradyphrenie" bis hin zu ausgesprochenen dementiellen Bildern sowie schließlich 4. weitere seltenere Phänomene nach Art von Zwängen, Phobien, paranoiden und halluzinatorischen Erscheinungen. Schon jetzt sei aber darauf hingewiesen, daß es nach Fischer (1982) auch eine Gruppe von Patienten mit völlig unbeeinträchtigter klinischer wie testpsychologischer geistiger Leistungsfähigkeit gibt.

Eine depressive Symptomatik wird in der Literatur je nach angewandten Kriterien und Krankengut bei 20 - 90% der Parkinson-Kranken beschrieben (Birkmayer u. Riederer 1980, Cutting 1988, Krull 1986, Lishman 1978). Cutting (1988, S. 372) geht von etwa 50% aus und ordnet die depressive Symptomatik bei etwa 75% der Betroffenen dem Bild der "major depressive disorder", der endogenen Depression, zu. Der Rest biete das Bild einer "minor depressive disorder", der neurotischen Depression. Andere Autoren unterscheiden intermittierende Dysthymien von chronischen depressiven Verstimmungen (Mayeux 1987, Santamaria et al. 1987). Eindeutige Beziehungen zur Art oder Schwere der körperlichen Symptomatik werden zum Teil verneint (Bieliauskas et al. 1987, Santamaria et al. 1987), zum Teil – so etwa hinsichtlich Akinese und Rigor

– bejaht (Fischer et al. 1982). Während die einen es offenlassen, ob es sich bei der depressiven Symptomatik um eine Reaktion auf die Erkrankung handelt (Bieliauskas et al. 1987), sehen andere darin – zumal wegen der Assoziation mit einem erniedrigten Liquor-Spiegel des Serotonin-Metaboliten 5-HIAA – ein spezifisches Symptom der Erkrankung, das aber offenbar nur bei der Gruppe von Patienten mit einer "major depression" vorkommt (Mayeux 1987). Dem könnte die Beobachtung entsprechen, daß bei etwa 5 - 10% der Parkinson-Kranken die depressive Symptomatik schon vor Beginn der somatischen Symptome einsetzt (Birkmayer u. Riederer 1980, Fischer et al. 1982). Lishman (1978, S. 757) läßt beide Möglichkeiten, die reaktive wie die krankheitsimmanente, gelten. Welche der Deutungen auch immer zutreffen mag: nach unseren Erhebungen gehört Hitler jedenfalls nicht zur Gruppe der depressiven Fälle.

Kognitive Störungen sind bei Parkinson-Kranken zwar weit verbreitet, aber nicht regelmäßig nachzuweisen (Korczyn et al. 1987), selbst nicht nach mehrjähriger Krankheitsdauer (Fischer 1982). Mit Hilfe psychometrischer Testverfahren lassen sie sich zwar ohne spezifische Bindung an akinetisch-rigide oder – wie bei Hitler gegeben – vordringliche Tremorformen nachweisen (Ransmayr et al. 1987), sind aber insgesamt mit zunehmenden motorischen Erscheinungen korreliert (Portin u. Rinne 1987, Rogers et al. 1987). Am häufigsten kommen Störungen des räumlichen Sehens vor (Growdon u. Corkin 1987), ferner auf der Ebene der Perzeption motorische Dysfunktionen, die sich über ein Konstruktionsdefizit in einer Unfähigkeit zum Planen und Ausführen äußern, auf der Ebene der Exekution dagegen in einer verminderten Fähigkeit, sich von einem Erfordernis auf das nächste umzustellen (Stern u. Mayeux 1987). Da die motorischen Störungen bei Hitler am Lebensende allenfalls mittlere Schweregrade aufwiesen (Gibbels 1988) und sich nach den Quellen zumal auch für die häufigsten Formen kognitiver Störungen keine Hinweise gewinnen lassen, scheint Hitler auch von relevanten Erscheinungen dieses psychopathologischen Syndroms verschont geblieben zu sein. Entsprechende testpsychologische Untersuchungen sind bei ihm selbstverständlich niemals durchgeführt worden. Leichteste kognitive Störungen können daher nicht ausgeschlossen werden. Wenn sich Carr (1980, S. 196, 233) und Toland (1981, S. 1020) auf einen "psychologischen Test" berufen, den der HNO-Arzt Dr. Giesing Anfang Oktober 1944 bei Hitler durchgeführt und dabei die Diagnose "neurotischer Größenwahn" gestellt haben will, ist dies angesichts der Vorbildung Dr. Giesings und der ihr entsprechenden Untersuchungstechnik nur als Absurdum zu werten.

Unter den klinisch faßbaren Störungen wurden bei Parkinson-Kranken Persönlichkeitsveränderungen in Richtung Mißtrauen, Reizbarkeit und Egozentrizität beschrieben (Mjönes 1949). In ihrer leichtesten Form entsprechen sie pseudopsychopathischen (Burchard 1982; Müller-Fahlbusch 1972, S. 37 ff), pseudoneurotischen oder reaktiv anmutenden Veränderungen (Burchard 1982). Lishman (1978, S. 754, 758) lehnt ein spezifisches Profil organischer Persönlichkeitsveränderungen beim Morbus Parkinson ab. Dessen ungeachtet wäre das bei Hitler vermutete psychopathologische Syndrom bei dieser Gruppe der leichteren Störungen zwanglos einzuordnen.

Wenn es bei einem Teil der Parkinson-Kranken, besonders in fortgeschrittenen Stadien, zu einer allgemeinen Verlangsamung aller psychischen Vorgänge kommt, wird zum Teil heute noch von einer Bradyphrenie (Peters 1984, Rogers et al. 1987) gesprochen. Der Begriff findet sich allerdings nicht mehr in der neueren einschlägigen Literatur über organische Psychosen (APA 1984, Lauter 1988, Lishman 1978). Nach dem AMDP-System kann das Erscheinungsbild den formalen Denkstörungen zugerechnet werden (AMDP 1981). Cutting (1988, S. 380) handelt es unter den Gedächtnisstörungen ab. Am ehesten entspricht die Bradyphrenie damit einem mittelschweren bis schweren Durchgangssyndrom (Wieck 1967, S. 89 ff). Ähnlichkeiten bestehen auch mit dem Begriff der subkortikalen Demenz, den Lauter (1988, S. 26) als eine Beeinträchtigung psychischer "Fundamentalfunktionen" auffaßt, vor allem von Vigilanz, Aufmerksamkeit, Motivation und Stimmung. Von derartigen Erscheinungen kann jedoch bei Hitler nach den schriftlichen Quellen und den befragten Zeitzeugen selbst in den letzten Lebenstagen keine Rede sein.

Hinsichtlich einer klinisch oder testpsychologisch faßbaren Demenz werden in der Literatur nach Schneider und Mitarbeitern (1982) je nach Kriterien und Krankengut Zahlen zwischen 14 und 81% genannt. Ein intellektueller Abbau soll häufiger bei Kranken mit körperlichen Symptomen einer Arteriosklerose vorkommen (Portin u. Rinne 1987). Einzelne Autoren fanden eine positive Korrelation mit der längeren Dauer der Erkrankung, mit ihrer zunehmenden Schwere und dem höheren Lebensalter zum Zeitpunkt der Untersuchung oder bei Krankheitsbeginn (Korczyn et al. 1987, Portin u. Rinne 1987). Der Arbeitskreis um Fischer sah einen Zusammenhang zwischen organischem Abbausyndrom und stärkerer neurologischer Symptomatik, einer Arteriosklerose der A. carotis interna oder der Aorta, nicht aber einem pathologischen EKG oder einer Hypertonie (Schneider et al. 1982). Jancovic (1987) betont, daß Kranke mit einer vorwiegenden Tremorform hinsichtlich ihrer psychopathologischen Symptomatik lange Zeit günstiger abschneiden als die mit einem vorwiegend akinetischen Syndrom. Über ähnliche Zusammenhänge berichten Portin und Rinne (1987). Korczyn und Mitarbeiter (1987) heben das häufigere Vorkommen einer Demenz bei Nichtrauchern hervor. Rein theoretisch gehörte Hitler demnach mit Ausnahme eines einzigen Merkmals zu der Gruppe mit niedrigem Demenzvorkommen: denn bei seinem Selbstmord kurz nach dem 56. Geburtstag wies er eine verhältnismäßig kurze Krankheitsdauer von etwa 4 Jahren nach einem eher frühen Manifestationsalter mit etwa 52 Jahren auf, bot eine nur mäßige neurologische Symptomatik mit vorwiegendem Tremor, und auf eine Arteriosklerose wiesen lediglich ein pathologisches EKG und eine labile Hypertonie hin (Gibbels 1988, 1989; Schenck 1989). Nur durch das während der letzten Lebensjahrzehnte auf ihn zutreffende Merkmal "Nichtraucher" stieg sein Demenzrisiko, wie ja überhaupt diese Eigenschaft nach neueren Untersuchungen im Verdacht steht, ein höheres Erkrankungsrisiko für einen Morbus Parkinson zu bedingen (Marttila u. Rinne 1987). Insgesamt ergibt sich auch aus dieser Übersicht zum Demenzvorkommen, daß ein Teil der Parkinson-Kranken sogar gänzlich von einer Beeinträchtigung der intellektuellen Leistungsfähigkeit verschont bleibt, und zwar nicht nur nach klinischen, sondern sogar nach testpsychologischen Kriterien, und dies selbst nach mehrjähriger Krankheitsdauer (Fischer 1982, Korczyn et al. 1987). Nach den Ergebnissen unserer Erhebungen haben wir Hitler – ungeachtet der möglicherweise vorhandenen leichten Persönlichkeitsveränderungen – offenbar dieser Gruppe zuzurechnen.

Zu weiteren psychopathologischen Syndromen, die bei Parkinson-Kranken zu beobachten sind, gehören schließlich akute und subakute Verwirrtheitszustände, Delirien, manische, paranoid-halluzinatorische Bilder und anankastische Erscheinungen (Cutting 1988). Akute und subakute Verwirrtheiten sowie delirante Zustände sind weitaus am häufigsten durch Antiparkinsonmittel bedingt; ähnliches gilt für manische und paranoid-halluzinatorische Syndrome (Cutting 1988). Hitler wurde jedoch nicht spezifisch behandelt, abgesehen von den letzten Lebenstagen, nachdem Morell in seinen Notizen vom 15. April 1944 erstmals die *"Abart einer Schüttellähmung"* erwogen hatte und den Versuch einer Behandlung mit den damals üblichen Antiparkinsonmitteln Harmin und Homburg 680 unternahm (BArch e), sowie abgesehen von einer eher unbeabsichtigten Applikation von Hyoscyamin durch die Einnahme von "Antigaspillen", einer Medikation, die aber nur kurzfristig während des Jahres 1944 im unteren therapeutischen Wirkungsbereich gelegen haben kann (Gibbels 1989). Für anankastische Symptome, die als Folge vorwiegend postenzephalitischer Erkrankungen gesehen werden und die Recktenwald (1963, S. 28) und Kelley (o.J., S. 250) offenbar ohne Bindung an die letzten Lebensjahre Hitlers unterstellten, haben wir keinen sicheren Anhalt finden können.

In diesem Zusammenhang muß jedoch etwas ausführlicher auf die Hypothesen Recktenwalds (1963) eingegangen werden, obwohl seiner Abhandlung zu Recht Kritikmangel und fehlende Wissenschaftlichkeit vorgeworfen wurde (Sattes 1964). Nach Recktenwald hat Hitler nach dem 12. Lebensjahr das "Unholdstadium der Jugendform" eines "Folgezustandes nach epidemischer Enzephalitis" geboten. Der Zeitpunkt der Infektion wird gleichgesetzt mit dem nur angeblich auf Masern (Jetzinger 1956, S. 57) zurückzuführenden Tod des fast 6jährigen Bruders Edmund am 29. Februar 1900. Zwar ist über eine solche Erkrankung Hitlers nichts bekannt, die Infektion könnte aber durchaus abortiv verlaufen sein (v. Economo 1929, S. 157; Engerth u. Hoff 1929; Stutte 1960), nämlich im Rahmen der offenbar erstmals als "Nona" 1890/91 in Norditalien aufgetretenen "europäischen Schlafkrankheit" (v. Economo 1929, S. 1, 12). Es gilt heute als erwiesen, daß derartige Erkrankungen oder Infektionen im Kindesalter schwere und z.T. irreversible Veränderungen der Persönlichkeit, oft bei völligem Intaktbleiben der Intelligenz, bedingen können (v. Economo 1929, S. 179 ff; Stutte 1960).

Recktenwald sieht den Knick in der Biographie Hitlers im Abfall der schulischen Leistungen beim Übergang von der Volks- zur Realschule im Frühjahr 1900. Alle später bekanntgewordenen psychischen und somatischen Besonderheiten Hitlers werden nun vorbehaltlos einem postenzephalitischen Syndrom untergeordnet. Als wichtige Hinweise gelten Recktenwald die bekannten Schlafstörungen Hitlers (S. 20 ff), ferner angeblich bei ihm vorhandene Schauanfälle (S. 27 ff) und weitere okuläre Symptome (S. 24 ff), epileptische Anfälle (S. 42, 80, 91), der "Spätparkinsonismus", Wutanfälle (S. 37 ff) als "affektiv-impulsive Paroxysmen", z.T. verbunden mit "Zwangsideen und Iterativ-Denken" (S. 29), bestimmte vegetative Zeichen (S. 43 ff) nach Art von Lidspaltenerweiterung, Blässe, teigiger Haut, vermehrter Schweißsekretion, abnormem Trinkbedürfnis und abdominellen Beschwerden vom Typ einer "spastisch-vegetativen Neurose" (S. 51 ff) sowie schließlich Hyposexualität (S. 57 ff). Die Argumente für die wichtigsten hier aufgeführten neurologischen Phänomene, nämlich Schauanfälle, andere okuläre Symptome und epileptische Anfälle, haben wir bereits entkräften können (Gibbels 1989). Vermehrtes Schwitzen kam vorwiegend nach längeren Ansprachen, verstärktes Trinkbedürfnis nur im Anschluß an einen entsprechenden Flüssigkeitsverlust vor (Günsche, persönl. Mitteilung). Keiner der Hitler langjährig betreuenden oder begleitenden Ärzte hat bei der detaillierten Befragung durch US-Offiziere – von abdominellen Beschwerden abgesehen – über die von Recktenwald zitierten Beobachtungen berichtet (BArch a, c, d). In den Morellschen Tagesnotizen sucht man sie ebenfalls vergeblich (BArch e).

Auf die von Recktenwald als Beweis für seine Hypothese genannten psychischen Erscheinungen sind wir im Rahmen dieser Arbeit an entsprechender Stelle eingegangen. Dabei haben wir allerdings im Gegensatz zu Recktenwald nicht ein seit der Jugend bestehendes organisches Psychosyndrom unterstellt, sondern eine komplexe, zahlreiche abnorme Züge aufweisende Primärpersönlichkeit. Demnach soll hier gefragt werden, ob es nicht doch gerechtfertigt ist, in Hitlers jugendlichem Verhalten das "Urbild ... eines vom Unholdstadium der Jugendform des epidemisch-encephalitischen Folgezustandes Befallenen" (S. 79) zu sehen und von einem "prozeßhaften psychotischen Geschehen" (S. 79) zu sprechen, in dessen Gefolge auch eine "moral-insanity-gleiche Charakterverderbnis mit krankhaftem Mangel an sittlicher Urteilskraft, absolutem Egoismus, Gefühlskälte und hochgradiger Skrupellosigkeit" (S. 67) ihren Platz findet. Nach v. Economo (1929, S. 180) gehört zu derartigen Veränderungen jedoch ein "Übermaß an Bewegungsantrieb", eine "triebhafte Unruhe" und vor allem "die Einsicht in das Krankhafte und Ungehörige" des Verhaltens. Engerth und Hoff (1929) haben das Schicksal von Patienten mit schweren postenzephalitischen Charakterveränderungen verfolgt. Unter den nachuntersuchten Fällen, die ihre Enzephalitis – wie angeblich Hitler – in der Zeit vor oder während der Pubertät durchgemacht hatten, waren offenbar unabhängig vom Vorhandensein neurologischer Erscheinungen 15 von 36 kriminell geworden (Raufexzesse, Diebstahl, Vagabundage, Prostitution). Von Fürsorgeinstituten Erfaßte sollen "auf den ihnen zugewiesenen Posten recht gute Leistungen vollbringen", und zwar "vor allem im Rahmen der Landarbeit". Hier sieht Recktenwald übrigens den vergleichbar günstigen Einfluß des Kriegsdienstes auf Hitler (S. 97 f) einschließlich "rhythmischer Übungen" zu Marschmusik und verweist dabei sogar auf Hitlers Vorliebe für den "Badenweiler Marsch". Den Promotor einer imperialen Hegemonialpolitik in diesem Zusammenhang zu sehen muß zumindest verwundern. – Nach späteren Übersichten (Stutte 1960) unter Berücksichtigung weiterer katamnestischer Erhebungen handelt es sich bei den chronischen Folgezuständen der im Jugendalter durchgemachten v. Economo-Enzephalitis um nichtobligate neurologische Erscheinungen (Parkinson-Syndrom, Hyperkinesen, Paresen und Krampfzustände), vegetative (vasomotorische und endokrine) Störungen, Wesensveränderungen mit oder – häufiger – ohne Demenz sowie Triebstörungen (sexuelle Triebhaftigkeit, Eßgier, starker Durst). Die Prognose hinsichtlich der späteren sozialen Einordnung sei durchweg schlecht. Selbst bei mäßig geschädigten Kindern fehle offenbar "gerade die zentrale, wertende, steuernde, sinngebende und zielbestimmende Instanz ..., die für soziale Anpassung und erfolgreiches Handeln erforderlich ist". Möglicherweise beruhten die postenzephalitischen psychischen Störungen "auf einer allgemeinen Steigerung der Triebhaftigkeit aller Gebiete und ihrer affektiven Grundlagen". Auch v. Baeyer (1947) sieht im "Antriebsüberschuß", einem "primär ziellosen Drang", das Wesen dieser Veränderungen. Nach Lempp (1980) können sich verstärkte Triebtendenzen und Anpassungsstörungen bis zur sozialen Untragbarkeit steigern.

Nichts davon trifft auf Hitlers – in unserem Sinne – prämorbide Persönlichkeit zu. Weder die von seinen Vorgesetzten als bescheiden, tapfer und zuverlässig gekennzeichnete Haltung als Frontsoldat (Wiedemann 1964, S. 24 ff) paßt zu diesen Charakterisierungen noch die im späteren Leben gezeigte Geschicklichkeit auf der diplomatischen Bühne (Schmidt 1949) oder die auf seine jeweilige Umgebung abgestimmte Anpassungsfähigkeit in der psychologischen Einwirkung, von den Möglichkeiten im zielstrebigen Planen einmal ganz abgesehen. Nichts könnte schließlich Recktenwalds Unterstellung besser entkräften als der Vergleich der von Kubizek (1975) und Jetzinger (1956) überlieferten Fakten aus Hitlers Jugendzeit mit der von Homburger (1926) vorgelegten klassischen Schilderung der "psychopathieähnlichen Veränderungen bei Kindern im Gefolge der epidemischen Enzephalitis". Die einzige Parallele, die wir hier sehen können, ist allenfalls die von Wagener für die mittleren Lebensjahre Hitlers in Abrede gestellte Steuerbarkeit der "Wutanfälle" (Turner 1978, S. 305). Da es sich hierbei aber um die offenbar einzelne Meinung eines als nicht besonders zuverlässig gekennzeichneten Gewährsmannes handelt, kann sie nicht zur Stütze einer postenzephalitischen Persönlichkeitsveränderung herangezogen werden. Aus der gleichen Quelle (Turner 1978, S. 405 f) stammt das damalige Urteil von Gregor Strasser, des Hitlerschen Kampfgenossen der Frühzeit, der 1934 ermordet wurde: *"Ich bin alter Apotheker. Und die Alten meiner Zunft waren selber halbe Doktors. Der Hitler kommt mir nicht ganz gesund vor. Wo es bei ihm fehlt, das habe ich allerdings noch nicht heraus. Die gläsernen Augen, dabei ihr leuchtender Glanz, die weiten Pupillen, der gelegentliche Ausdruck der Verklärung, der dadurch in seinem Gesicht liegt und die andern Menschen beeindruckt, für ihn gewinnt, staunend an ihm aufschauen läßt, – dann aber wieder der schlendernde Gang, die gelegentlichen, wie Anfälle anmutenden Ausbrüche völliger Hemmungslosigkeit, wenn er einmal in Wut gerät, die aber immer nur auftreten, wenn er sich übergangen oder beleidigt fühlt, alles das macht mich nachdenklich. Aber seine geistige Frische und Beweglichkeit, sein Genie, seine blitzschnelle und klare Auffassung, sein phänomenales Gedächtnis für Zahlen und Vorgänge, seine Vortrags- und Darstellungsgabe und insbesondere seine ungeheure Willenskraft erscheinen mir wieder als Beweise einer so positiven Gesundheit, daß die andern Erscheinungen ihre Ursache kaum in einer krankhaften Anlage haben können."*

Zwar wird anschließend von Strasser noch die Frage nach einem heimlichen Belladonna-Gebrauch angeschnitten und auf die häufige Einnahme von Kola-Dallmann, einem harmlosen Stimulans, verwiesen, insgesamt ist aber mit diesem Urteil – sollte die Überlieferung zutreffen – ein weiteres Argument gegen eine seit der Jugend bestehende postenzephalitische Persönlichkeitsveränderung gewonnen. Wie lautet hierzu aber die Meinung der Psychiater, die sich besonders der frühen und mittleren Lebensphase Hitlers angenommen haben? De Boor, ein Schüler Kurt Schneiders, äußert sich in einer der umfangreichsten systematischen Analysen psychischer Phänomene bei Adolf Hitler dezidiert (1985, S. 375): "Eine postenzephalitische Charakterveränderung ist auszuschließen." Auch Heston (1979, S. 118) lehnt sie strikt ab. Bei anderen Psychiatern, die sich mit der Psyche Hitlers mehr oder weniger ausführlich beschäftigt haben – wir klammern dabei die analytischen und "psychohistorischen" Deutungsversuche aus, da sie hier nicht zur Diskussion stehen –, finden sich ebenfalls keinerlei Vermutungen über ein seit der Jugend bestehendes postenzephalitisches Psychosyndrom (Achille-Delmas 1946, v. Braunmühl 1954, Bumke 1952 a,b, Müller-Hegemann 1955, Schaltenbrand 1961, Treher 1966). Eine Ausnahme bildet lediglich der niederländische Psychiater Stolk (1968), der die Möglichkeit eines früh erworbenen postenzephalitischen Psychosyndroms zumindest einräumt. Alle diese Zuordnungen – wie auch die von uns hier vorgelegte – erfolgten allerdings retrospektiv und mittelbar aufgrund unterschiedlicher, mehr oder minder umfangreicher, nie aber sachkundiger Quellen. Nach der psychiatrischen Untersuchung durch Forster im Jahre 1918, die angeblich zu der Diagnose "hysterische Blindheit" geführt hat – Unterlagen sind darüber nicht mehr vorhanden (vgl. de Boor 1985, S. 85) –, ist Hitler im übrigen offenbar niemals mehr von einem Psychiater exploriert worden. Die von Achille-Delmas (1946, S. 156) überlieferte Behauptung, Prof. Bumke, damaliger Inhaber des psychiatrischen Lehrstuhls in München, sei 1937/38 über ein Jahr lang jeden Monat von München aus zu Hitler nach Berchtesgaden gefahren, kann nach den eigenen Darlegungen Bumkes (1952a, S. 178) nicht stimmen. Auch der Berliner Psychiater de Crinis hat Hitler niemals untersucht, obwohl das Gegenteilige mitunter behauptet wird (v. Braunmühl 1954). Lediglich Kurt Schneider, dem man ein untrügliches diagnostisches Gespür nachsagte, hat nach Bürger-Prinz (1971, S. 210 ff) und de Boor (1985, S. 370 f) Gelegenheit gehabt, etwa 1934/35 in München ein längeres Gespräch mit Hitler zu führen. Schneider habe dabei krankhafte psychische Veränderungen nicht feststellen können.

Dennoch sollte in diesem Zusammenhang gefragt werden, ob das prämorbide Persönlichkeitsprofil Hitlers, wie es sich uns im Rahmen unserer Untersuchungen dargestellt hat, wenn schon nicht einem postenzephalitischen Psychosyndrom, so doch zumindest einer "forme fruste" einer frühkindlich erworbenen Hirnschädigung anderer Herkunft entsprechen könnte. Wir denken hier weniger an die Folgen einer klassischen "frühkindlichen Hirnschädigung" (Scheid, Gibbels et al. 1983, S. 761 ff) als an die in der neueren kinderpsychiatrischen Literatur beschriebenen organisch bedingten Persönlichkeitsstörungen auf dem Boden sog. frühkindlicher Hirnfunktionsstörungen oder "Minimal Cerebral Dysfunction (MCD)" (Lempp 1980, Schmidt 1981). Hierbei sollen leichteste, aber möglicherweise bis ins Erwachsenenalter persistierende psychische Symptome vorkommen. Angesichts der bei Hitler frühzeitig aufgefallenen Explosivität wäre zu erörtern, ob es sich nicht um eine "Attention Deficit Hyperactivity Disorder (ADHD)" – Ziffer 314.01 der revidierten DSM-III-Fassung (DSM-III-R) – gehandelt haben könnte (APA 1987). Die kennzeichnenden Symptome dieses Syndroms sind Unaufmerksamkeit, Impulsivität und Hyperaktivität in voneinander unabhängiger Ausprägung. Abgesehen davon, daß Unaufmerksamkeit offenbar nicht zu den Hitlerschen Persönlichkeitszügen gehört hat, sehen wir angesichts der bei Jetzinger (1956, S. 88-109, 115 f) gut dokumentierten Schulzeugnisse sowie der Aussagen von Mitschülern, Lehrern und des Firmpaten keine Möglichkeit, selbst eine "mild form" dieses Syndroms für Hitler in Anspruch zu nehmen. In der Volksschule hatte Hitler "lauter Einser, auch in der Sittennote" (Jetzinger 1956, S. 91), und selbst nach dem Abfall der schulischen Leistungen mit dem Übergang zur Realschule im Alter von 11 Jahren wurde sein "Betragen" stets noch als "befriedigend", lediglich der "Fleiß" vorwiegend als "ungleichmäßig" eingestuft (S. 100 ff). Über "Jähzorn" berichtet nur einer der Befragten (S. 105). Mit Hilfe der uns zur Verfügung stehenden Informationen läßt sich somit bei Hitler das Vorliegen dieser oder einer anderen Form einer organischen Persönlichkeitsstörung auf dem Boden einer "frühkindlichen Hirnfunktionsstörung" nicht wahrscheinlich machen, erst recht jedoch nicht beweisen.

Haben wir also nach wie vor für die Zeit vor dem Einsetzen der Parkinson-Erkrankung lediglich von der psychiatrischen Etikettierung "abnorme Persönlichkeit" auszugehen, so wird Hitler hinsichtlich der letzten Lebensjahre nun allerdings von de Boor (1985, S. 404) und v. Braunmühl (1954) ein organisches Psychosyndrom zugebilligt, ohne diese Spätphase jedoch eigens systematisch analysiert zu haben. Dabei stützt sich v. Braunmühl überdies auf nur wenige Beispiele der Memoirenliteratur. Ferner unterstellt er – fehlgeleitet durch überzogene

Darstellungen – eine schwere Ausprägung des Parkinson-Syndroms und deutet zumindest an, daß "die verhängnisvollen Entscheidungen Hitlers um Ostfeldzug und Ostfront" damit zusammenhängen könnten. Der niederländische Psychiater Stolk (1968) spricht sich dagegen aufgrund einer ungenügenden Quellenlage, aus der er zahlreiche sachliche, später (1969) nur z.T. revidierte Irrtümer übernimmt, sogar für einen dementiellen Prozeß ab 1943 aus, eine Deutung, die nach unseren Erhebungen nicht zutrifft. Auch Heston (1979, S. 126) unterstellt – ausgehend von der irrigen Annahme einer chronischen Amphetamin-Intoxikation (s. S. 79) – ein ausgeprägtes organisches Psychosyndrom mit deutlicher Rückwirkung auf militärisch-politische Entscheidungen etwa ab Spätsommer 1942. Die Ergebnisse unserer systematischen Untersuchungen lassen uns hier zurückhaltender urteilen. Sie berechtigen uns – wie wir gezeigt haben – höchstens zu dem Verdacht auf ein organisches Psychosyndrom nach Art einer "Zuspitzung" bestimmter primärpersönlicher Züge, Persönlichkeitsveränderungen also, wie sie bei Parkinson-Kranken sowohl der postenzephalitischen als auch der idiopathischen Form beschrieben wurden. Sie zeichnen sich allenfalls seit etwa 1942/43 ab. Somit dürfte der Zusammenhang dieses nur verdachtsweise zu unterstellenden psychopathologischen Syndroms mit der zugleich unzweifelhaft vorhandenen Hirnerkrankung – hätte es denn vorgelegen – als gesichert gelten, zumal eine faßbare chronische Arzneimittelintoxikation, wie zu zeigen war (Gibbels 1989, Schenck 1989), trotz der Morellschen Polypragmasie und Hitlers Neigung zur Selbstmedikation nicht bestanden haben kann. Von einer psychischen Dekompensation im Sinne einer "Erschöpfungsdepression" (Kielholz u. Hole 1969) ist ebenfalls nicht auszugehen. Dennoch könnte die chronische Arzneimittelapplikation ebenso wie die chronische Erschöpfung durch die Anforderungen während der letzten Lebensphase zu einer Akzentuierung der psychischen Phänomene geführt haben. Insgesamt jedoch sind die nach unseren Erhebungen allenfalls zu vermutenden psychopathologischen Veränderungen bei Hitler so gering, daß sie auf seine militärischen und politischen Entscheidungen während der letzten Kriegsjahre einen zu vernachlässigenden Einfluß ausgeübt haben dürften. Es treffen somit auch aus unserer Sicht die forensischen Schlußfolgerungen de Boors (1985, S. 403f) zu, der selbst für die letzte Lebensphase Hitlers weder Anhaltspunkte für eine Beeinträchtigung der strafrechtlichen Verantwortlichkeit noch der Geschäfts- und Testierfähigkeit finden konnte. Der Verdacht auf die Einschränkung der Zurechnungsfähigkeit, aufgrund mehr globaler Beurteilungen allenfalls für die letzten Lebensmonate unterstellt (Bumke 1952a, S. 180, b; Gibbels 1987), ist nach den hier vorgelegten Ergebnissen – wie wir meinen – nicht mehr aufrechtzuerhalten.

Zusammenfassung

Ausgehend von den bereits zuvor veröffentlichten Ergebnissen eigener Untersuchungen, wonach Hitler etwa seit 1941 an einer Parkinsonschen Krankheit gelitten hat, die eher einer idiopathischen als einer postenzephalitischen Form entsprach, wurde in der vorliegenden Studie versucht, einen Eindruck über verschiedene psychische Partialfunktionen Hitlers im zeitlichen Zusammenhang mit dem Nervenleiden zu gewinnen. Eine Analyse seiner psychopathischen Persönlichkeitsstruktur wurde ausdrücklich nicht angestrebt. Grundlage dieser Untersuchungen waren umfangreiche schriftliche Zeugnisse vorwiegend aus archivierten ärztlichen Unterlagen und der Memoirenliteratur, publizierte nichtöffentliche mündliche Ausführungen Hitlers während der letzten Lebensjahre sowie die Ergebnisse der Befragung von drei Zeitzeugen aus seiner nächsten Umgebung. Die jeweiligen Zeugnisse über die prämorbide Lebensphase wurden mit denen über die letzten Lebensjahre verglichen. Sichere Hinweise auf eine pathologische Minderung der intellektuellen und mnestischen Funktionen oder auf Störungen des Antriebs waren dabei nicht zu gewinnen. Hinsichtlich der Affektivität entstand lediglich der Verdacht auf die Zunahme einer primärpersönlich verankerten Explosivität. Auch die "Zuspitzung" einiger anderer Charaktereigenschaften Hitlers, vor allem seines Mißtrauens, war nicht auszuschließen, wegen der veränderten Bedingungen der letzten Kriegsjahre jedoch keineswegs zu beweisen. Insgesamt kann in zeitlichem Zusammenhang mit der Parkinson-Erkrankung damit allenfalls der Verdacht auf eine geringfügige "organische Persönlichkeitsveränderung" geäußert werden, wie sie als eine der leichtesten Formen hirnorganischer Psychosyndrome bei der Parkinson-Krankheit bekannt ist. Die politischen und militärischen Entscheidungen des Diktators dürften hierdurch kaum, keinesfalls aber wesentlich beeinflußt worden sein.

Glossar für medizinisch nicht vorgebildete Leser

(in Anlehnung an Huber 1987; Peters 1984; Scheid, Gibbels et al. 1983)

abnorme Entwicklung: chronisch fortschreitender, von der Norm abweichender seelischer Vorgang unter dem Druck einer psychischen Belastung

abnorme Persönlichkeit: Variante der Persönlichkeit mit einzelnen oder mehreren erheblich vom Durchschnitt abweichenden Charakterzügen

abdominell: von Abdomen = Bauch

abortiv: mit nur geringfügigen und kurzfristig bestehenden Krankheitssymptomen einhergehend

Abusus: Mißbrauch

A. carotis interna: Arteria carotis interna = der das Gehirn versorgende Ast der Halsschlagader

Affekt: Gemütsbewegung, wie Zorn, Wut, Freude etc.

Affektinkontinenz: geminderte Beherrschung der Affekte und Affektäußerungen

Affektivität: Sammelbegriff für Gefühlsregungen und Stimmungen

Affektlabilität: leichte Form der Affektinkontinenz (s. dort)

Akinese: Minderung bis Aufhebung der normalen Beweglichkeit, also der Mit-, Ausdrucks- und Willkürbewegungen (s. dort), ohne eigentliche Lähmung; Bestandteil des Parkinson-Syndroms

akinetisch-rigide: durch Akinese (s. dort) und Rigor (s. dort) gekennzeichnet

AMDP-System: Klassifizierung der "Arbeitsgemeinschaft für Methodik und Dokumentation in der Psychiatrie"

amnestisches Syndrom: psychische Störung mit vorherrschender Beeinträchtigung von Gedächtnis- und Merkleistungen; in der Regel körperlich, d.h. organisch begründbar

Amphetamin: das Zentralnervensystem stimulierende Substanz aus der Gruppe der Weckamine

anankastisch: von Anankasmus = Zwang: Unfähigkeit, sich aufdrängende Bewußtseinsinhalte abzuwehren, obwohl sie als unsinnig erkannt werden

Antrieb: Spontaneität und Initiative

attent: aufmerksam

Autismus: pathologische Selbstbezogenheit mit Minderung des Kontaktbedürfnisses

Ausdrucksbewegungen: Gestik, Mimik ("Körpersprache")

Belladonna: Extrakt aus der Tollkirsche (Atropa belladonna), bei Parkinson-Krankheit wirksam

Bewußtseinstrübung: krankhafte psychische Störung meist nach Art von Herabsetzung der Bewußtseinshelligkeit; Leitsymptom akuter körperlich begründbarer Psychosen

Bradyphrenie: Verlangsamung der psychischen Vorgänge

Commotio cerebri: Hirnerschütterung

Delir: im Sinne der klassischen deutschen Psychiatrie körperlich begründbare psychische Erkrankung mit Orientierungs- und Bewußtseinsstörungen, Sinnestäuschungen und oft typisch ausgestalteter motorischer Unruhe

dementieller Prozeß: mit Demenz (s. dort) einhergehender krankhafter Prozeß

Demenz: im Sinne der klassischen Psychiatrie krankheitsbedingter Abbau intellektueller Fähigkeiten

Denkstörungen, formale: Störungen des Denkablaufs und der Denkstruktur, so Denkhemmung, Ideenflucht (s. dort), Zerfahrenheit, Inkohärenz, Verworrenheit, Umständlichkeit, Perseveration (s. dort)

Denkstörungen, inhaltliche: Störungen des Denkinhaltes, so Zwang (s. dort), Wahn (s. dort), überwertige Ideen (s. dort)

differentialdiagnostisch: von Differentialdiagnose = Abwägung der in Frage kommenden Diagnosen aufgrund der vorhandenen Krankheitserscheinungen

Durchgangssyndrom: reversible körperlich begründbare psychische Störung ohne Beeinträchtigung des Bewußtseins

dysphorisch: verstimmt im Sinne von mißmutig, gereizt

Dysthymie: mißmutig gereizte Verstimmung

Encephalitis lethargica oder epidemica: durch Infektion mit einem bisher unbekannten Erreger hervorgerufene besondere Form der Hirnentzündung, auch "europäische Schlafkrankheit" genannt; als häufige Spätfolge gilt die sog. postenzephalitische Form der Parkinson-Erkrankung

endogene Depression: spezifische Form einer krankheitsbedingten traurigen Verstimmung, ohne daß sich mit heutigen Mitteln ein organischer Hirnprozeß fassen läßt; gehört zum Formenkreis der manisch-depressiven Erkrankungen

endokrin: den Hormonhaushalt betreffend

Enzephalitis: entzündlicher Hirnprozeß

Entzugssyndrom: körperliche und psychische Veränderungen nach dem plötzlichen Fortfall einer chronischen Zufuhr von Alkohol, Medikamenten, Drogen

extrapyramidal: dem sog. extrapyramidalen System zugehörig, einem Nervenzellsystem, das sich von dem sog. Pyramidenbahnsystem abgrenzen läßt; extrapyramidale Störungen sind vor allem an charakteristischen krankhaften Veränderungen der Bewegungsabläufe zu erkennen extrapyramidaler Ruhetremor: bei Schädigung des extrapyramidalen Systems (s. dort) auftretendes charakteristisches Zittern (Tremor) mit niedriger Frequenz (grobschlägig), das nur in Ruhestellung, nicht aber bei Bewegungen der betroffenen Gliedmaße sichtbar wird; typischer Bestandteil des Parkinson-Syndroms

forensisch: gerichtlich

forme fruste: milde Form einer Erkrankung

Größenideen: wahnhafte (s. dort) oder wahnähnliche Selbsterhöhung

habituell: gewohnheitsmäßig, nichtkrankhaft

Halluzination: Sinnestäuschung = Wahrnehmung ohne entsprechenden Sinnesreiz

Halluzinose: psychische Störung mit Vorherrschen von Halluzinationen (s. dort) ohne Beeinträchtigung des Bewußtseins

hirnorganisches Psychosyndrom: Sammelbezeichnung für eine Gruppe psychischer Veränderungen auf dem Boden von Schädigungen oder Erkrankungen, die das Gehirn unmittelbar oder mittelbar betreffen

Hyoscyamin: zur Behandlung der Parkinson-Krankheit verwendeter Wirkstoff aus der Tollkirsche (Atropa belladonna)

Hyperkinesen: Sammelbezeichnung für unwillkürliche nichtrhythmische Bewegungsabläufe im Gefolge unterschiedlich lokalisierter Hirnschädigungen im extrapyramidalen System (s. dort)

Hypersozialität: übertriebene Beschäftigung mit sozialen Belangen

Hypertonie: Bluthochdruck

Hypertonie, labile: nichtfixierter Bluthochdruck, wobei immer wieder Phasen normalen Druckes vorkommen

hypomanisch: leichte Ausprägung der Manie (s. dort) kennzeichnend

Hypokinese: leichtere Form der Akinese (s. dort)

Hypomimie: krankhafte Minderung der mimischen Ausdrucksbewegungen; typischer Bestandteil des Parkinson-Syndroms

Ideenflucht: vermehrter Zustrom an Denkinhalten; Denken durch immer neue Assoziationen in immer neue Richtungen gelenkt

Intoxikation: Vergiftung

Iteration: sinnlose Wiederholung einzelner Wörter oder Sätze

katamnestisch: von Katamnese, gebraucht im Sinne von Nachuntersuchung oder Beobachtung des Krankheitsverlaufs

kognitiv: dem Bereich des Wahrnehmens, Denkens und Wissens zugeordnet

Liquor: Kurzform für Liquor cerebrospinalis = Flüssigkeit, die Gehirn und Rückenmark umgibt

Lues: Syphilis

Lues cerebri: Syphilis des Gehirns im Sekundär- und Tertiärstadium

Lues cerebrospinalis: Syphilis des Zentralnervensystems (Gehirn und Rückenmark) im Sekundär- und Tertiärstadium

Luzidität: Bewußtseinshelligkeit

manisch: von Manie = spezifische Form einer krankhaften, nicht psychologisch einfühlbaren gehobenen Stimmungslage mit erhöhter Ablenkbarkeit, Ideenflucht (s. dort), Größenideen (s. dort), allgemeiner Enthemmung; gehört zum Formenkreis manisch-depressiver Erkrankungen (s. dort)

manisch-depressive Erkrankung: sog. endogene, d.h. mit heutigen Mitteln nicht auf faßbare Hirnveränderungen zurückzuführende Gemütskrankheit mit manischen (s. dort) und depressiven Phasen manisch-depressives Irresein: ältere Bezeichnung für manisch-depressive Erkrankung (s. dort)

megaloman: dem Größenwahn zugehörig

Mitbewegungen: unwillkürlich ablaufende Bewegungen, die willkürliche Bewegungen in anderen Körperregionen begleiten, etwa Schwingen der Arme beim Gehen

mnestische Funktionen: Gedächtnisleistungen

Morbus Parkinson: Parkinson-Erkrankung (s. dort)

Monoperceptose: nach de Boor (1983) sozial negativ wirkende, das Denken und Handeln eines Menschen beherrschende (überwertige) Idee

Motilität: zusammenfassender Begriff für alle Arten willkürlicher und unwillkürlicher Bewegungen

motorisch: von Motorik = Motilität (s. dort)

Neurose: psychische Störung als Reaktion auf einen meist unbewußten seelischen Konflikt

neurotische Depression: traurige Verstimmung auf dem Boden einer Neurose (s. dort)

okulär: die Augen bzw. deren Bewegungen betreffend

organisch: hier synonym für "hirnorganisch" als Kennzeichnung von psychischen Veränderungen gebraucht, die sich infolge bestimmter Symptome auf eine das Gehirn unmittelbar oder mittelbar betreffende Schädigung oder Erkrankung zurückführen lassen

organisches Psychosyndrom: synonym für hirnorganisches Psychosyndrom (s. dort)

Paresen: Lähmungen

paranoid: wahnhaft (s. Wahn)

Parkinson-Krankheit: nach ihrem Erstbeschreiber James Parkinson (1755-1824) benannte Hirnerkrankung mit charakteristischen Symptomen, die als Parkinson-Syndrom (s. dort) zusammengefaßt werden. Man unterscheidet eine vererbte sog. genetische Form, eine oft noch Jahrzehnte nach Gehirnentzündungen, besonders nach der Encephalitis lethargica (s. dort) auftretende sog. postenzephalitische Form und eine ohne erkennbare Ursache sich entwickelnde sog. idiopathische Form

Parkinsonismus, symptomatisch: Parkinson-Syndrom (s. dort) auf dem Boden einer Hirnschädigung, die nicht zur idiopathischen, postenzephalitischen oder genetischen Parkinson-Erkrankung gehört, so etwa bei Hirntumoren, Hirnverletzungen, Vergiftungen mit bestimmten Substanzen etc.

Parkinson-Syndrom: Symptomenkonstellation bestehend aus Rigor (s. dort), Akinese (s. dort), Ruhetremor (s. dort) bestimmter Frequenz und weiteren Symptomen, die sich vorwiegend aus den drei Hauptsymptomen ableiten lassen, wie gebeugte Körperhaltung, leise, monotone Stimme, kurzschrittiger Gang etc.

paroxysmal: anfallsartig auftretend

Pathographie: Biographie unter medizinischen Gesichtspunkten

Perseveration: Haften an bestimmten Vorgängen

Perseveration, verbale: organisch bedingtes krankhaftes Haften an bestimmten Vorstellungen mit entsprechenden sprachlichen Wiederholungen

Petit-mal: besondere Form epileptischer Anfälle

Phobie: zwanghafte Angst vor bestimmten Gegenständen oder Situationen

physiologischer Tremor: normale, bei jedem Menschen etwa an den Extremitäten vorhandene feine rhythmische Bewegungen (Zittern) mit charakteristischer Frequenz; meist nur unter besonderen Bedingungen sichtbar, so bei Angst, Kälte, körperlicher Schwäche, Alkoholismus, Schilddrüsenerkrankungen, Einwirkung bestimmter Medikamente, darunter auch Amphetamin (s. dort)

Polypragmasie: Behandlung mit zahlreichen Arzneimitteln

postenzephalitisch: nach einer Hirnentzündung (Enzephalitis) verbleibend oder auftretend

postkommotionelles Durchgangssyndrom: nach einer Hirnerschütterung der anfänglichen Bewußtseinsstörung folgende reversible psychische Veränderung

prämorbid: schon vor dem Beginn einer Krankheit (Morbus) vorhanden

Primärpersönlichkeit: Persönlichkeitsprofil vor dem Einsetzen einer Erkrankung

progressive Paralyse: spezifische Spätform der Syphilis des Gehirns

Prozeßpsychose: Prozeßschizophrenie = chronische, zum schizophrenen Defekt führende schizophrene Erkrankung

pseudoneurotisch: leichteste Form organisch bedingter Verhaltensstörungen kennzeichnend, die in ihrem Erscheinungsbild neurotischen Störungen (s. Neurose) gleichen

pseudopsychopathisch: leichteste Form organisch bedingter Persönlichkeitsveränderungen kennzeichnend, die in ihrem Erscheinungsbild einer Normvariante des Charakters (s. Psychopathie) gleichen

psychogen: Störungen kennzeichnend, die nicht auf eine organische Ursache zurückzuführen, sondern psychologisch ableitbar sind

psychometrisch: von Psychometrie = Methoden der experimentellen Psychologie zur möglichst objektiven Erfassung von psychischen Funktionen und Persönlichkeitsmerkmalen mit Hilfe spezieller Tests

psychomotorisch: die Integration von Psyche und motorischen (s. dort) Funktionen betreffend

Psychopathie: erheblich von der Norm abweichende Charakter- bzw. Persönlichkeitsstruktur

psychopathisch: von Psychopathie (s. dort)

psychopathologisch: von Psychopathologie = wissenschaftliche Lehre von den krankhaften und den abnormen psychischen Vorgängen

Psychose: Geistes- bzw. Gemütskrankheit

pyramidal: einer Schädigung des sog. Pyramidenbahnsystems im Zentralnervensystem zugeordnet; charakteristische "pyramidale" Symptome sind spastische Lähmungen

reaktiv: als normale oder überschießende Reaktion auf bestimmte Situationen oder Bedingungen auftretend

Rigor: spezifische, mit einem "Zahnradphänomen" einhergehende Form erhöhter Muskelspannung; Bestandteil des Parkinson-Syndroms

Schauanfälle: anfallsartig auftretende, Minuten bis Stunden anhaltende, unwillkürliche extreme Blickwendung in eine bestimmte Richtung; charakteristisch für bestimmte extrapyramidale Schäden, so auch die postenzephalitische Parkinson-Erkrankung

Schüttellähmung: ältere Bezeichnung für Parkinsonsche Krankheit

senil: dem Greisenalter zugehörig

serologische Befunde: bei Blutuntersuchung gewonnene Befunde

somatisch: körperlich

Spätparkinsonismus: postenzephalitische Parkinson-Erkrankung, wobei zwischen Enzephalitis und Auftreten des Parkinson-Syndroms ein langes freies Intervall besteht

Syndrom: Verknüpfung bestimmter Symptome zu einem charakteristischen Erscheinungsbild

Tremor: unwillkürliche, rhythmisch-alternierende Bewegungen (Zittern)

überwertige Idee: Vorstellung, die in übertriebener Weise Denken und Handeln beherrscht; sowohl psychologisch ableitbar als auch bei psychischen Erkrankungen vorkommend

vasomotorisch: von Vasomotorik = durch Gefäßnerven des vegetativen Systems gesteuerte Erweiterungen und Verengerungen von Butgefäßen

Wahn: krankheitsbedingte inhaltliche Denkstörung mit objektiv falscher, unkorrigierbarer, psychologisch nicht ableitbarer Überzeugung

wahnhaft: dem Wahn (s. dort) zugehörig

Wahnphänomene: verschiedene spezifische, psychiatrisch genau definierbare Äußerungen des Wahns, wie Wahneinfall, Wahnwahrnehmung, Wahnstimmung, Wahnsystem etc.

Willkürbewegung: willkürlich ausgeführte Bewegungen wie Greifen, Gehen etc.

Zuspitzung von Persönlichkeitsmerkmalen: Zunahme bestimmter Charaktereigenschaften auf dem Boden einer hirneigenen oder hirnbeteiligenden Erkrankung bzw. Schädigung

Zwang: Unfähigkeit, Bewußtseinsinhalte abzuwehren, obwohl sie als unsinnig erkannt werden

zwanghaft: dem Phänomen des Zwangs (s. dort) zugeordnet

Quellenangaben

ACHILLE-DELMAS, F: Adolf Hitler – Essai de biographie psycho-pathologique. Rivière, Paris (1946)
AMDP s. Arbeitsgemeinschaft für Methodik und Dokumentation in der Psychiatrie
AMERICAN PSYCHIATRIC ASSOCIATION (APA): Diagnostic and statistical manual of mental disorders. 3rd ed. APA, Washington DC (1980). Deutsche Bearbeitung und Einführung von Koehler, K., Saß, H.; Beltz, Weinheim, Basel (1984)
AMERICAN PSYCHIATRIC ASSOCIATION (APA): Diagnostic and statistical manual of mental disorders (third edition - revised) DSM-III-R. APA, Washington, DC (1987)
APA s. American Psychiatric Association
ARBEITSGEMEINSCHAFT FÜR METHODIK UND DOKUMENTATION IN DER PSYCHIATRIE AMDP (Hrsg.): Das AMDP-System: Manual zur Dokumentation psychiatrischer Befunde. 4. Aufl., Springer, Berlin, Heidelberg, New York (1981)
ASSMANN, H.: Some personal recollections of Adolf Hitler. U.S. Naval Inst. Proc. 79 (1953) 1289-1295
BAEYER, W. v.: Zur Pathocharakterologie der organischen Persönlichkeitsveränderungen. Nervenarzt 18 (1947) 21-28
BArch s. BUNDESARCHIV
BAUMGARTEN, E.: zit. n. Hitlers politisches Testament. Knaus, Hamburg (1981), S. 9 f
BAUR, H.: Ich flog Mächtige der Erde. Pröpster, Kempten (1956)
BELOW, N.v.: Als Hitlers Adjutant 1937-45. v.Hase u. Koehler, Mainz (1980)
BEST, W.: Dänemark in Hitlers Hand. Hrsg. S. Matlock. Husum-Verlag, Husum (1988)
BIELIAUSKAS, L.A., KLAWANS, H.L., GLANTZ, R.H.: Depression and cognitive changes in Parkinson's disease: a review. In: Yahr, M.D., Bergmann, K.J. (Hrsg.): Advances in Neurology, vol. 45. Raven press, New York (1987) S. 437-438
BLEULER, M: Lehrbuch der Psychiatrie. 15. neubearb. Aufl., Springer, Berlin, Heidelberg, New York (1983)
BIRKMAYER, W., RIEDERER, P.: Die Parkinson-Krankheit. Biochemie, Klinik, Therapie. Springer, Wien, New York (1980)

BONHOEFFER, K.: Die symptomatischen Psychosen im Gefolge von akuten Infektionen und inneren Erkrankungen. Deuticke, Leipzig, Wien (1910)

BOOR, W. de: Terrorismus: Der Wahn der Gesunden. In: Schwind, H.-D. (Hrsg.): Ursachen des Terrorismus in der Bundesrepublik Deutschland. de Gruyter, Berlin, New York (1978) S. 122-153

BOOR, W. de: Über Monoperceptosen. Zur Theorie des Rechtsbruches unter besonderer Berücksichtigung der Gewaltkriminalität. Zeitschr. f.d. ges. Sachverständigenwesen 4 (1983) 38-40

BOOR, W. de: Hitler, Mensch – Übermensch – Untermensch. Eine kriminalpsychologische Studie. R.G. Fischer, Frankfurt/M. (1985)

BRAUNMÜHL, A.v.: War Hitler krank? In: Stimmen der Zeit. Bd 154, 79. Jahrg., Herder, München (1954) S. 94-102

BULLOCK, A.: Hitler. Eine Studie über Tyrannei. 7. Aufl., Droste, Düsseldorf (1959)

BUMKE, O.: (a) Erinnerungen und Betrachtungen. Der Weg eines deutschen Psychiaters. Pflaum, München (1952)

BUMKE, O.: (b) Was war Hitler? Das Märchen von der Unzurechnungsfähigkeit. Eine psychiatrische Diagnose. Rheinischer Merkur 3.10.1952

BUNDESARCHIV a): FC 6183 (All. Proc. 2), Dr. K. Brandt, "Hitler as seen by his doctors" 01-CIR/2

BUNDESARCHIV b): FC 6183 (All. Proc. 2), Dr. E. Giesing, "Hitler as seen by his doctors" 01-CIR/2

BUNDESARCHIV c): FC 6183 (All. Proc. 2), Dr. H.v. Hasselbach, "Hitler as seen by his doctors" 01-CIR/2

BUNDESARCHIV d): FC 6183 (All. Proc. 2), Dr. Th. Morell, "Hitler as seen by his doctors" 01-CIR/4

BUNDESARCHIV e): FC 6319 (Nachlass Morell)

BUNDESARCHIV f): Kl. Erw. 441-3, Bl. 18ff, Dr. K. Brandt

BUNDESARCHIV g): Kl. Erw. 525, Dr. E. Giesing, Vernehmungsprotokoll von C.F. Enloe, 15.6.1945

BUNDESARCHIV h): Kl. Erw. 525, Generalfeldmarschall G.v. Rundstedt, Gesprächsprotokoll

BURCHARD, J.M.: Systematik der exogenen Syndrome unter besonderer Berücksichtigung des Parkinson-Syndroms. In: Fischer, P.-A. (Hrsg.): Psychopathologie des Parkinson-Syndroms. Editiones "Roche", Basel (1982) S. 23-38

BURCKHARDT, C.J.: Meine Danziger Mission 1937-1939. 2. durchges. Aufl., Callwey, München (1960)

BÜRGER-PRINZ, H.: Ein Psychiater berichtet. Hoffmann u. Campe, Hamburg (1971)

CARR, W.: Adolf Hitler. Persönlichkeit und politisches Handeln. Kohlhammer, Stuttgart, Berlin, Köln, Mainz (1980)

CHOLTITZ, D.v.: Soldat unter Soldaten. Europa-Verlag, Zürich (1951)
CUTTING, J.: Psychiatrische Aspekte des Morbus Parkinson und anderer neurologischer Erkrankungen. In: Kisker, K.P., Lauter, H., Meyer, J.-E., Müller, C., Strömgren, E.: Psychiatrie der Gegenwart 6, Organische Psychosen. 3. Aufl., Springer, Berlin, Heidelberg, New York, London, Paris, Tokyo (1988) S. 365-400
DAHLERUS, B.: Der letzte Versuch. London-Berlin, Sommer 1939. 2. Aufl., Nymphenburger Verlagshandlung (1981)
DALMA, G.: Un pazzo al timone del mondo. Referto psichiatrico su Hitler. Cosmopolita, Nr. 3, 19.8.1944
DIELS, R.: Lucifer ante portas. Zwischen Severing und Heydrich. Interverlag, Zürich (o.J.)
DIETRICH, Dr. O.: 12 Jahre mit Hitler. Atlas, Köln (o.J.)
DÖNITZ, K.: 10 Jahre und 20 Tage. 7. Aufl., Bernard u. Graefe, München (1980)
ECONOMO, C.v.: Die Encephalitis lethargica, ihre Nachkrankheiten und ihre Behandlung. Urban u. Schwarzenberg, Berlin, Wien (1929)
ENGERTH, G., HOFF, H.: Über das Schicksal der Patienten mit schweren Charakterveränderungen nach Encephalitis epidemica. Dtsch. med. Wschr. 55 (1929) 181-183
FEST, J.C.: Hitler – Eine Biographie. Ullstein, Propyläen, Frankfurt/M, Berlin, Wien (1981)
FISCHER, P.-A.: Diskussionsbemerkung. In: Fischer, P.-A. (Hrsg.): Psychopathologie des Parkinson-Syndroms. Editiones "Roche", Basel (1982) S. 136
FISCHER, P.-A., SCHNEIDER, E., JACOBI, P.: Depressive Verstimmungen bei Parkinson-Kranken im Langzeitverlauf. In: Fischer, P.-A. (Hrsg.): Psychopathologie des Parkinson-Syndroms. Editiones "Roche", Basel (1982) S. 139-152
FRANK, Dr. H.: Im Angesicht des Galgens. Deutung Hitlers und seiner Zeit auf Grund eigener Erlebnisse und Erkenntnisse. 2. Aufl., Frank, Neuhaus (1955)
GIBBELS, E.: Hitler nicht als Geisteskranker zu exkulpieren. (Leserbrief) Frankfurter Allgemeine Zeitung 20.8.1987
GIBBELS, E.: Hitlers Parkinson-Syndrom. Eine postume Motilitätsanalyse in Filmaufnahmen der Deutschen Wochenschau 1940-1945. Nervenarzt 59 (1988) 521-528
GIBBELS, E.: Hitlers Nervenleiden – Differentialdiagnose des Parkinson-Syndroms. Fortschr. Neurol. Psychiat. 57 (1989) 505-517
GIESLER, H.: Ein anderer Hitler. Bericht seines Architekten Hermann Giesler. Erlebnisse, Gespräche, Reflexionen. 2. Aufl., Druffel, Leoni (1977)
GOEBBELS, J.: Tagebücher 1945. Die letzten Aufzeichnungen. Hoffmann u. Campe, Hamburg (1977)

GÖRLITZ, W. (Hrsg.): Generalfeldmarschall Keitel. Verbrecher oder Offizier? Erinnerungen, Briefe, Dokumente des Chefs OKW. Musterschmidt, Göttingen, Berlin, Frankfurt (1961)
GREWEL, F.: Letter. Psychiat. Neurol. Neurochir. 72 (1969) 325
GROWDON, J.H., CORKIN, S.: Cognitive impairments in Parkinson's disease. In: Yahr, M.D., Bergmann, K.J. (Hrsg.): Advances in Neurology, vol. 45. Raven press, New York (1987) S. 383-392
GUDERIAN, H.: Erinnerungen eines Soldaten. 11. Aufl., Motorbuch Verlag, Stuttgart (1979)
HANFSTAENGL, E.: 15 Jahre mit Hitler. Zwischen Weißem und Braunem Haus. 2. Aufl., Piper, München, Zürich (1980)
HEIBER, H. (Hrsg.): Hitlers Lagebesprechungen. Die Protokollfragmente seiner militärischen Konferenzen 1942-1945. Deutsche Verlagsanstalt, Stuttgart (1962)
HEIDEN, K.: Adolf Hitler. Das Zeitalter der Verantwortungslosigkeit. Europa Verlag, Zürich (1936)
HESTON, L., HESTON, R.: The medical casebook of Adolf Hitler. Kimber, London (1979)
HEUSINGER, A.: Befehl im Widerstreit. Schicksalsstunden der deutschen Armee 1923-1945. Wunderlich, Leins, Tübingen, Stuttgart (1950)
HITLER, A.: Mein Kampf. Eher, München, Bd I (1925), Bd II (1927)
HITLERS POLITISCHES TESTAMENT. Die Bormann Diktate vom Februar und April 1945. Knaus, Hamburg (1981)
HOMBURGER, A.: 29. Vorlesung. Psychopathieähnliche Veränderungen bei Kindern im Gefolge der epidemischen Enzephalitis. In: Vorlesungen über Psychopathologie des Kindesalters. Springer, Berlin, Heidelberg (1926) S. 451-462
HOSSBACH, F.: Zwischen Wehrmacht und Hitler; 1934-1938. 2. durchges. Aufl., Vandenhoeck u. Ruprecht, Göttingen (1965)
HUBER, G.: Psychiatrie. Systematischer Lehrtext für Studenten und Ärzte. 4. neubearb. u. erweit. Aufl., Schattauer, Stuttgart, New York (1987)
IFZ s. INSTITUT FÜR ZEITGESCHICHTE
IMT s. INTERNATIONALER MILITÄRGERICHTSHOF NÜRNBERG
INSTITUT FÜR ZEITGESCHICHTE: F 19/7 (Hitlers Testamente)
INSTITUT FÜR ZEITGESCHICHTE: ZS 242 (Prof. Dr. H.K. v. Hasselbach)
INTERNATIONALER MILITÄRGERICHTSHOF NÜRNBERG: Der Prozeß gegen die Hauptkriegsverbrecher vor dem Internationalen Militärgerichtshof Nürnberg 14. November 1945 - 1. Oktober 1946. Veröffentlicht in Nürnberg, Deutschland 1948. Delphin-Verlag, München, Zürich (1984)
JACOBSEN, H.-A. (Hrsg.): "Spiegelbild einer Verschwörung". Die Opposition gegen Hitler und der Staatsstreich vom 20. Juli 1944 in der SD-Berichterstattung. Geheime Dokumente aus dem ehemaligen

Reichssicherheitshauptamt. Seewald-Verlag, Stuttgart-Degerloch (1984)
JANCOVIC, J.: Pathophysiology and clinical assessment of motor symptoms in Parkinson's disease. In: Koller, W.C. (Hrsg.): Handbook of Parkinson's disease. Dekker, New York, Basel (1987) S. 99-126
JASPERS, K.: Allgemeine Psychopathologie. 4. völlig neu bearb. Aufl., Springer, Berlin, Heidelberg (1946)
JETZINGER, F.: Hitlers Jugend. Phantasien, Lügen – und die Wahrheit. Europa-Verlag, Wien (1956)
JOCHMANN, W. (Hrsg.): Adolf Hitler. Monologe im Führerhauptquartier 1941-1944. Die Aufzeichnungen Heinrich Heims. Heyne, TB 6097, München (1982)
KELLEY, D.M.: 22 Männer um Hitler. Erinnerungen des amerikanischen Armeearztes und Psychiaters am Nürnberger Gefängnis. Delphi-Verlag, Olten-Bern (o.J.)
KESSELRING, A.: Soldat bis zum letzten Tag. Athenäum, Bonn (1953)
KIELHOLZ, P., HOLE, G.: Differentialdiagnostik der endogenen Depressionen, Erschöpfungsdepressionen, Dysthymien und Schizophrenien. In: Huber, G. (Hrsg.): Schizophrenie und Zyklothymie. Ergebnisse und Probleme. Thieme, Stuttgart (1969) S. 78-86
KNORR, W.: Das Ehrenkreuz der Deutschen Mutter. Volk und Rasse 14 (1939) 54-57
KOLLER, K: Der letzte Monat. 14. April bis 27. Mai 1945. Tagebuchaufzeichnungen des ehemaligen Chefs des Generalstabs der deutschen Luftwaffe. Bechtle, Esslingen, München (1985)
KORCZYN, A.D., INZELBERG, R., TREVES, T., NEUFELD, M., REIDER, I., RABEY, P.M.: Dementia of Parkinson's disease. In: Yahr, M.D., Bergmann, K.J. (Hrsg.): Advances in Neurology, vol. 45. Raven press, New York (1987) S. 399-403
KRAUSE, K.W.: Zehn Jahre Kammerdiener bei Hitler. Laatzen, Hamburg (1949)
KRULL, F.: Psychische Störungen bei Parkinsonscher Krankheit. In: Freedman, A.M., Kaplan, H.I., Sadock, B.J., Peters, U.H. (Hrsg.): Psychiatrie in Praxis und Klinik. Bd 2, Thieme, Stuttgart, New York (1986) S. 447-451
KUBIZEK, A.: Adolf Hitler, mein Jugendfreund. 4. Aufl., Stocker, Graz, Stuttgart (1975)
LANGE-EICHBAUM, W.: Nietzsche, Krankheit und Wirkung. Lettenbauer, Hamburg (1947)
LANGE-EICHBAUM, W., KURTH, W.: Genie, Irrsin und Ruhm. Genie-Mythus und Pathographie des Geistes. 6. Aufl., Reinhardt, München, Basel (1967) S. 381 ff

LAUTER, H.: Persönlichkeitsveränderung, organische. In: Müller, Ch. (Hrsg.): Lexikon der Psychiatrie, 2. Aufl., Springer, Berlin, Heidelberg (1986) S. 512-513

LAUTER, H.: Die organischen Psychosyndrome. In: Kisker, K.P., Lauter, H., Meyer, J.-E., Müller, Ch., Strömgren, E.: Psychiatrie der Gegenwart 6, Organische Psychosen. 3. Aufl., Springer, Berlin, Heidelberg, New York, London, Paris, Tokyo (1988) S. 3-56

LEMPP, R.: Organische Psychosyndrome. In: Harbauer, H., Lempp, R., Nissen, G., Strunk, P. (Hrsg.): Lehrbuch der speziellen Kinder- und Jugendpsychiatrie. 4. Aufl., Springer, Berlin, Heidelberg, New York (1980) S. 312-375

LINGE, H.: Bis zum Untergang. Als Chef des Persönlichen Dienstes bei Hitler. Hrsg. W. Maser. Goldmann TB 6448, München (1982)

LISHMAN, W.A.: Organic psychiatry. Blackwell, Oxford, London, Edinburgh, Melbourne (1978) S. 747-764

MAIZIÈRE, U. de: In der Pflicht. Lebensbericht eines deutschen Soldaten im 20. Jahrhundert. Mittler & Sohn, Herford, Bonn (1989)

MANSTEIN, E.v.: Verlorene Siege. 8. Aufl., Bernard u. Graefe, München (1979)

MARNEROS, A.: Hirnorganische Melancholie. Psychiatria clin. 15 (1982) 212-230

MARTTILA, R.J., RINNE, U.K.: Clues from epidemiology of Parkinson's disease. In: Yahr, M.D., Bergmann, K.J. (Hrsg.): Advances in Neurology, vol. 45. Raven press, New York (1987) S. 285-288

MASER, W.: Adolf Hitler, Legende – Mythos – Wirklichkeit. Bechtle, München, Esslingen (1971)

MAYEUX, R.: Mental state. In: Koller, W.C. (Hrsg.): Handbook of Parkinson's disease. Dekker, New York, Basel (1987) S. 127-144

MEISSNER, O.: Staatssekretär unter Ebert – Hindenburg – Hitler. Hoffmann u. Campe, Hamburg (1950)

MJÖNES, H.: Paralysis agitans. A clinical and genetic study. Acta psychiat. neurol. Suppl. 54 (1949) 1-195

MÜLLER-FAHLBUSCH, H.: Klinische und katamnestische Untersuchungen zum Parkinsonismus. Thieme, Stuttgart (1972)

MÜLLER-HEGEMANN, D.: Zur Psychologie des deutschen Faschisten. Greifenverlag, Rudolstadt (1955)

OVEN, W.v.: Finale furioso. Mit Goebbels bis zum Ende. Grabert, Tübingen (1974)

PARKINSON, J.: An essay on the shaking palsy. Sherwood, Neely, Jones, London (1817)

PETERS, U.H.: Wörterbuch der medizinischen Psychologie. 3. überarb. u. erweit. Aufl., Urban u. Schwarzenberg, München, Wien, Baltimore (1984)

PICKER, H.: Hitlers Tischgespräche im Führerhauptquartier 1941-1942. Neu herausgegeben von P.E. Schramm, A. Hillgruber, M. Vogt. Seewald, Stuttgart (1963)

PICKER, H.: Hitlers Tischgespräche im Führerhauptquartier. 3. vollst. überarb. u. erweit. Aufl., Seewald, Stuttgart-Degerloch (1977)

PORTIN, R., RINNE, U.K.: Predictive factors for cognitive deterioration and dementia in Parkinson's disease. In: Yahr, M.D., Bergmann, K.J. (Hrsg.): Advances in Neurology, vol. 45. Raven press, New York (1987) S. 413-416

RAEDER, E.: Mein Leben. 2 Bde, Schlichtenmayer, Tübingen (1957)

RANSMAYR, G., POEWE, W., PLOERER, S., BIRBAMER, G., GERSTENBRAND, F.: Psychometric findings in clinical subtypes of Parkinson's disease. in: Yahr, M.D., Bergmann, K.J. (Hrsg.): Advances in Neurology, vol. 45. Raven press, New York (1987) S. 409-411

RAUSCHNING, H.: Gespräche mit Hitler. Europaverlag, Wien (1973)

RECKTENWALD, J.: Woran hat Adolf Hitler gelitten? Eine neuropsychiatrische Deutung. Reinhardt, München, Basel (1963)

ROGERS, D., LEES, A.J., TRIMBLE, M., STERN, G.M.: Concept of bradyphrenia: a neuropsychiatric approach. In: Yahr, M.D., Bergmann, K.J. (Hrsg.): Advances in Neurology, vol. 45. Raven press, New York (1987) S. 447-450

RÖHRS, H.-D.: Hitler - die Zerstörung einer Persönlichkeit. Vowinckel, Neckargemünd (1965)

SANTAMARIA, J., TOLOSA, E.S., VALLES, A., BAYES, A., BLESA, R., MASANA, J.: Mental depression in untreated Parkinson's disease of recent onset. In: Yahr, M.D., Bergmann, K.J. (Hrsg.): Advances in Neurology, vol. 45. Raven press, New York (1987) S. 443-446

SATTES: Recktenwald, Johann: Woran hat Adolf Hitler gelitten? (Buchbesprechung) Nervenarzt 35 (1964) 514

SAUERBRUCH, F.: Das war mein Leben. Goldmann TB 1823/24, München (o.J.)

SCHACHT, H.: 76 Jahre meines Lebens. Kindler u. Schiermeyer, Bad Wörishofen (1953)

SCHALTENBRAND, G.: War Hitler geisteskrank? In: Ein Leben aus freier Mitte. Beiträge zur Geschichtsforschung. Festschrift für Prof. Dr. Ulrich Noack. Musterschmidt, Göttingen (1961) S. 331-341

SCHEID, W., GIBBELS, E. et al.: Lehrbuch der Neurologie. 5., überarbeitete Aufl., Thieme (1983)

SCHELLENBERG, W.: Aufzeichnungen. Die Memoiren des letzten Geheimdienstchefs unter Hitler. Hrsg. G. Petersen. Limes, Wiesbaden, München (1979)

SCHENCK, E.G.: 1945 - Als Arzt in Hitlers Reichskanzlei. Bavarian Connection, Stockach (1985)

SCHENCK, E.G.: Patient Hitler. Eine medizinische Biographie. Droste, Düsseldorf (1989)

SCHIEDER, Th.: Hermann Rauschnings "Gespräche mit Hitler" als Geschichtsquelle. Rheinisch Westfälische Akademie der Wissenschaften (Hrsg.): Vorträge 6178, Westdeutscher Verlag, Opladen (1972)

SCHMIDT, M.: Neuropsychologische Befunde bei frühkindlich entstandenen Hirnfunktionsstörungen. In: Remschmidt, H., Schmidt, M. (Hrsg.): Neuropsychologie des Kindesalters. Enke, Stuttgart (1981) S. 292-301

SCHMIDT, P.: Statist auf diplomatischer Bühne 1923-45. Erlebnisse des Chefdolmetschers im Auswärtigen Amt mit den Staatsmännern Europas. Athenäum, Bonn (1949)

SCHNEIDER, E., FISCHER, P.-A., JACOBI, P., BECKER, H.: Demenz beim Parkinson-Syndrom. In: Fischer, P.-A. (Hrsg.): Psychopathologie des Parkinson-Syndroms. Editiones "Roche", Basel (1982), S. 93-114

SCHNEIDER, K.: Klinische Psychopathologie. 13. unveränd. Aufl., Thieme, Stuttgart, New York (1987)

SCHOEPS, J.H.: Fälschung oder Dokument? Eine detektivische Arbeit zu Rauschnings "Gesprächen mit Hitler". Frankfurter Allgemeine Zeitung 10.8.1985

SCHRAMM, P.E.: Hitler als militärischer Führer. Athenäum, Frankfurt/M., Bonn (1962)

SCHRAMM, P.E. (Hrsg.): Kriegstagebuch des Oberkommandos der Wehrmacht (Wehrmachtführungsstab). Bd IV: 1. Januar 1944 - 22. Mai 1945. Teilband II, 4. Abschnitt. Ausgewählte Dokumente zur Geschichte des II. Weltkrieges in den Jahren 1944/55. Pawlak, Herrsching (1982)

SCHROEDER, Ch.: Er war mein Chef. Aus dem Nachlaß der Sekretärin von Adolf Hitler. Hrsg. A. Joachimsthaler. 2. überarb. Aufl., Langen, Müller, München, Wien (1985)

SCHWARZ, H.: Letzte Frontbegegnung mit Hitler. In: Brennpunkt F.H.Q., Menschen und Maßstäbe im Führerhauptquartier. (o.J.) S. 9-12

SKORZENY, O.: Meine Kommandounternehmen. Limes, Wiesbaden, München (1976), genehmigte Taschenbuchausgabe Moewig Nr. 3116, Salzburg (1981)

SPEER, A.: Erinnerungen. Ullstein, Propyläen, Frankfurt/M., Berlin, Wien (1969)

STERN, Y., MAYEUX, R.: Intellectual impairment in Parkinson's disease. In: Yahr, M.D., Bergmann, K.J. (Hrsg.): Advances in Neurology, vol. 45. Raven press, New York (1987) S. 405-408

STOLK, P.J.: Adolf Hitler. His life and his illness. Psychiat. Neurol. Neurochir. 71 (1968) 381-398

STOLK, P.J.: Letter. Psychiat. Neurol. Neurochir. 72 (1969) 325-326

STRASSER, O.: Hitler und ich. Asmus, Konstanz (1948)

STUTTE, H.: Kinder- und Jugendpsychiatrie. In: Gruhle, H.W., Jung, R., Mayer-Gross, W., Müller, M. (Hrsg.): Psychiatrie der Gegenwart, Bd II. Springer, Berlin, Göttingen, Heidelberg (1960) S. 955-1076
TOLAND, J.: Adolf Hitler. Bastei-Lübbe-Taschenbuch 61063-4/980, Bergisch Gladbach (1981)
TREHER, W.: Hitler - Steiner - Schreber. Ein Beitrag zur Phänomenologie des kranken Geistes. Treher, Emmendingen (1966)
TREVOR-ROPER, H.R., in: Genoud, F. (Hrsg.): The Testament of Adolf Hitler. The Hitler-Bormann Documents February - April 1945. Cassell, London (1961) S. 1
TURNER, H.A. jr.: Hitler aus nächster Nähe. Aufzeichnungen eines Vertrauten 1929 - 1932. Ullstein, Frankfurt/M (1978)
WALTERS, J.: Hitlers encephalitis: a footnote to history. J. operat. Psychiat. 6 (1975) 99-112
WARLIMONT, W.: Im Hauptquartier der deutschen Wehrmacht 39-45. Grundlagen, Formen, Gestalten. 3. Aufl., Bernard u. Graefe, München (1978)
WEITBRECHT, H.J.: Psychiatrie im Grundriß. 3., neubearbeitete Auflage, Springer, Berlin, Heidelberg, New York (1973)
WEITBRECHT, H.J., GLATZEL, J.: Psychiatrie im Grundriß. 4. Aufl., völlig neubearb. u. erweit., Springer, Berlin, Heidelberg, New York (1979)
WHO: International Classification of Diseases. 9. Revision (ICD 9) Kapitel V (1979). Deutsche Ausgabe hrsg. von Degkwitz, R., Helmchen, H., Kockott, G., Mombour, W.: Diagnosenschlüssel und Glossar psychiatrischer Krankheiten. Springer, Berlin, Heidelberg, New York (1980)
WHO: ICD 10. Brit. J. Psychiat., Appendix.I. 152, Suppl. 1 (1988) 44-45
WIECK, H.H.: Lehrbuch der Psychiatrie. Schattauer, Stuttgart (1967)
WIEDEMANN, F.: Der Mann, der Feldherr werden wollte. blick + bild Verlag für politische Bildung, Kappe, Velbert, Kettwig (1964)
ZIEGLER, H.S.: Adolf Hitler aus dem Erleben dargestellt. 4. Aufl., Schütz, Preussisch Oldendorf (1977)
ZOLLER, A.: Hitler privat. Erlebnisbericht seiner Geheimsekretärin. Droste, Düsseldorf (1949)

MIX
Papier aus verantwortungsvollen Quellen
Paper from responsible sources
FSC® C105338

If you have any concerns about our products,
you can contact us on
ProductSafety@springernature.com

In case Publisher is established outside the EU,
the EU authorized representative is:
**Springer Nature Customer Service Center GmbH
Europaplatz 3, 69115 Heidelberg, Germany**

Printed by Libri Plureos GmbH
in Hamburg, Germany